MODÉLISATION DE LA MORTALITÉ DES ENFANTS DE MOINS DE 5 ANS EN GUINÉE

Apport des modèles multiniveaux et des méthodes de décomposition

Collection « Études africaines »

dirigée par Denis Pryen et son équipe

Forte de plus de mille titres publiés à ce jour, la collection « Études africaines » fait peau neuve. Elle présentera toujours les essais généraux qui ont fait son succès, mais se déclinera désormais également par séries thématiques : droit, économie, politique, sociologie, etc.

Dernières parutions

Danièle DARLAN, *Protéger la constitution quoi qu'il en coûte. Une vision pour la Cour constitutionnelle de la République centrafricaine*, 2024.
Nadine Josianne BAKAM TITGOUM, *La propriété intellectuelle dans l'espace OAPI-OHADA. Entre incorporalité et virtualité*, 2024.
Florent Armel MALEMBI, *Le Moi, principe de la connaissance dans la philosophie de Schelling,* 2024.
Augustin Palé, Alexis Clotaire Némoiby Bassolé, Abdoulaye Sawadogo, Oumar Sangaré, *Le handicap mental. Perceptions et prise en charge au nord du Burkina Faso*, 2024.
Boubou BA, *Les modes alternatifs de règlement des conflits en Mauritanie, Regard anthropologique et juridique*, 2024.
Dingamtoudji MAÏKOUBOU, *La médecine africaine en pays ngàmbáye au Tchad*, 2024.
Tahirou KONE, *Technologies socionumériques en Côte d'Ivoire. Formes d'engagement politique et médiatique*, 2024.
Guy-Eugène DEMBA, *La mise en œuvre du Droit international humanitaire en Centrafrique. De la théorie à la pratique*, 2024.
Charlie MBALLA (dir.), *L'État dans les Afriques. État des lieux en Afrique subsaharienne. Nouvelle édition*, 2024
Maman Aminou A. KOUNDY, *La gouvernance du secteur judiciaire au Niger, Regards critiques*, 2024.

Sidiki Kaba

MODÉLISATION DE LA MORTALITÉ DES ENFANTS DE MOINS DE 5 ANS EN GUINÉE

Apport des modèles multiniveaux et des méthodes de décomposition

Préface de Gervais Beninguisse

L'Harmattan

5-7, rue de l'École-Polytechnique - 75005 Paris

www.editions-harmattan.fr

ISBN : 978-2-336-46699-6

EAN : 9782336466996

Préface de Prof. Gervais Beninguisse

La mortalité des enfants de moins de 5 ans est une préoccupation permanente des Etats non seulement parce qu'elle est l'un des déterminants clés de la dynamique démographique, mais aussi parce qu'elle est très sensible aux indicateurs de développement. Le contrôle de la mortalité des enfants figure au rang des priorités des programmes de santé maternelle et infantile et des cibles des objectifs de développement durable (ODD). Grâce aux progrès scientifiques et socioéconomiques remarquables associés aux interventions efficaces, les tendances de la mortalité des enfants sont dans l'ensemble à la baisse en Afrique Subsaharienne, mais avec des retournements dans certains pays en proie à des crises sociopolitiques ou à des catastrophes naturelles.

Si les déterminants de la mortalité des enfants sont bien connus et documentés, les mécanismes clés à la base de son évolution le sont encore beaucoup moins. Cet ouvrage constitue une contribution significative à la compréhension en mettant en évidence les sources et les leviers de la distribution sociale du risque individuel et de l'évolution temporelle de mortalité infanto-juvénile en Guinée. Il améliore nos connaissances sur les facteurs associés à la persistance des niveaux élevés de la mortalité des enfants de moins de 5 ans dans ce pays.

L'auteur aborde la problématique en valorisant adéquatement la méthodologie de recherche en sciences sociales et les méthodes d'analyse statistique avancées et novatrices. L'apport des modèles multiniveaux et des méthodes de décomposition dans la modélisation de la mortalité des enfants de moins de 5 ans y est décrit avec un style simple et accessible et dans une approche qui éclaire la décision politique sur les leviers d'une baisse soutenue et durable de la mortalité des enfants. Bonne lecture !

Prof. Gervais Beninguisse
Directeur de la Recherche, de la Coopération et de l'Appui Technique
Institut de Formation et de Recherche Démographiques (IFORD), Yaoundé, Cameroun

Remerciements

J'adresse mes remerciements en premier lieu à Alexandre Avdeev, Directeur du CRIDUP et Directeur de l'IDUP. Mes remerciements s'adressent également à Jean-François Leger et à Candice Zaninetti de l'Université Paris 1 Panthéon Sorbonne.

Je remercie Gervais Beninguisse, Didier Nganawara. Franklin Bouba Djourdebbé et Hamidou Koné de l'Institut de Formation et de Recherche Démographiques de Yaoundé 2.

Mes remerciements vont à l'endroit de Faciné Conté, Ahmadou Oury Koré Bah et Macki Traoré de l'Université Général Lansana Conté de Sonfonia-Conakry.

Je remercie mon épouse Kadiatou Diallo pour sa relecture de cet ouvrage.

Je remercie aussi l'administration d'AFRISTAT, Observatoire Economique et Statistique d'Afrique Subsaharienne, organisation internationale (Bamako, République du Mali).

Enfin, je remercie ma mère, mon père, mes frères et sœurs qui m'ont porté leur confiance, encouragé et lancé des défis pour cette publication.

Auteur

L'auteur aborde un déterminant clé de la dynamique démographique très sensible aux indicateurs de développement. Il présente les mécanismes à la base de l'évolution de la mortalité des enfants en mettant en évidence les sources et les leviers de la distribution sociale du risque individuel et collectif et de son évolution temporelle dans un pays en proie à des crises sociopolitiques. Il aborde la problématique en valorisant adéquatement la méthodologie de recherche en sciences sociales et les méthodes d'analyse statistique avancées et novatrices. Ainsi, il utilise la modélisation multiniveau et les méthodes de décomposition avec un style simple, accessible et dans une approche qui éclaire les décideurs sur les leviers d'une baisse soutenue et durable de la mortalité des enfants.

Sidiki Kaba a travaillé à AFRISTAT (Observatoire Economique et Statistique d'Afrique Subsaharienne), à l'INS, à la Direction Nationale Population et Développement et au BSD du Ministère de l'enseignement supérieur de Guinée. Il fait des travaux de consultance auprès des organismes du système des Nations unies.

Il est bénéficiaire du Programme d'immersion professionnelle d'AFRISTAT. Il est le Major de la 40e promotion de l'IFORD Yaoundé et le Délégué des étudiants. C'est un ancien boursier de la Banque Mondiale.

Aujourd'hui, Sidiki Kaba est doctorant à l'Université Paris 1 Panthéon Sorbonne et à l'Université GLC de Sonfonia Conakry. Il est titulaire d'un Master Professionnel en Démographie, d'un Master Recherche en Economie et d'un Master 1 en Finance. Il a suivi des formations certifiantes avec les organismes suivants : Mannheim Business School & Word Bank Development Data, DHS program, Inter-American Development Bank, Université Catholique de Louvain, Université de Bordeaux, Campus Agence Française de Développement, Fonds Monétaire International, Hydroaide & Institut de la Gouvernance Territoriale et Université Cheick Anta Diop de Dakar.

Sigles et abréviations

ACP	: Analyse en Composante Principale
ANOVA	: Analysis Of Variance
DHS	: Demographic and Health Surveys
DSRP	: Document de Stratégie de Réduction de la Pauvreté
EDS	: Enquêtes Démographiques et de Santé
EGS	: Etats Généraux de la Santé
IFORD	: Institut de Formation et de Recherche Démographiques
INS	: Institut National de la Statistique
ISF	: Indice Synthétique de Fécondité
IST	: Infections Sexuellement Transmissibles
MICS	: Multiple Indicator Cluster Survey
OMS	: Organisation Mondiale de la Santé
ONU	: Organisation des Nations Unies
PCG	: Pharmacie Centrale de Guinée
PIB	: Produit Intérieur Brut
PNDS	: Plan National de Développement de la Santé
PSDS	: Plan Stratégique de Développement de la Santé
RGPH	: Recensement Général de la Population et de l'Habitat
SNDS	: Stratégie Nationale de Développement de la Statistique
SP-SRP	: Secrétariat Permanent de la Stratégie de Réduction de la Pauvreté
SRO	: Sel de Réhydratation par voie Orale
SSP	: Soins de Santé Primaire
TPM+	: Tuberculose Pulmonaire à Microscopie Positive
UNICEF	: United Nations International Children's Emergency Fund
USD	: United States Dollar
VIH	: Virus Immunodéficience Humaine
ZD	: Zone de Dénombrement

Sommaire

Liste des tableaux

Liste des graphiques

Liste des figures

Résumé

De 1999 à 2018, pour 1000 naissances vivantes, le nombre de décès est passé de 79 à 39 dans le monde, de 158 à 78 en Afrique subsaharienne et de 174 à 108 en Guinée (Banque Mondiale, 2019). L'occurrence de ces décès nécessite une intensification des programmes de santé dans près de 50 pays, notamment en Afrique subsaharienne, en Guinée, pour l'atteinte de la cible 3.2 des Objectifs de Développement Durable (ONU, 2019). La présente étude contribue à l'amélioration des connaissances sur l'influence des facteurs individuels et contextuels sur l'évolution des décès d'enfants en Guinée de 2005 à 2018. A ce sujet, la technique de régression logistique multiniveau est utilisée pour modéliser les facteurs en utilisant les données des Enquêtes Démographiques et de Santé (2005, 2012 et 2018).

Au regard des résultats descriptifs, les profils des enfants n'ont significativement pas changé dans le temps. Les enfants fortement exposés aux décès sont dans les ménages pauvres et dans les régions à groupement ethnique homogène. Ils sont plus nombreux en milieu rural, dans les régions très pauvres, d'alphabétisation faible ou moyenne et de couverture vaccinale faible.

Les analyses explicatives révèlent que, concernant les facteurs individuels, les risques de décès d'enfants sont de plus en plus élevés chez les garçons, dans les naissances de 7ème rang ou plus, chez les mères non instruites ou d'instruction primaire et chez les mères âgées (35-49 ans). Quant aux facteurs familiaux, les enfants fortement exposés aux décès vivent dans les ménages très pauvres. Pour les facteurs régionaux, les risques sont énormes dans les régions à groupement ethnique homogène et d'alphabétisation faible.

Par ailleurs, les facteurs individuels influencent plus que les facteurs régionaux. Ces derniers ont plus d'effets que les facteurs familiaux. En outre, la mortalité a baissé entre 2005 et 2018, en raison de l'influence des programmes de développement. A cet effet, les décideurs gagneraient à renforcer les programmes d'éducation, de lutte contre la pauvreté et de santé maternelle et infantile pour une baisse durable de la mortalité.

Introduction

Les programmes de santé sont à intensifier dans près de 50 pays au monde. Ces pays se situent majoritairement en Afrique subsaharienne et la Guinée en fait partie pour l'atteinte de la cible 3.2 des Objectifs de Développement Durable (ONU, 2019). Il s'agit d'une véritable préoccupation (Bruce & Boccanfuso, 2010). Ces décès sont causés en général par la malnutrition, les blessures et la contraction des maladies (Mosley & Chen, 1984). L'analyse des causes de la mortalité par âge permet de distinguer la mortalité infantile (les moins d'un an), la mortalité juvénile (1 – 4 an) et la mortalité infanto-juvénile (des moins de 5 ans). Cette étude portera essentiellement sur la mortalité des enfants de moins de 5 ans.

La réduction des risques de décès d'enfants figurait dans les objectifs du Sommet mondial pour les enfants en 1990, de la Conférence Internationale pour la Population et le Développement de 1994 et dans les Objectifs du Millénaire pour le Développement. C'est également une préoccupation dans les Objectifs du Développement Durable d'ici 2030. Elle figure dans les cibles de la stratégie mondiale pour la santé de la femme, de l'enfant et de l'adolescent (2016-2030) des Nations Unies d'ici 2030 (ONU, 2015). Pourtant, de 1999 à 2018, le nombre de décès d'enfants pour 1000 naissances vivantes est tarde à baisser, car il passe de 79 à 39 dans le monde, de 158 à 78 en Afrique subsaharienne et de 174 à 108 en Guinée (Banque Mondiale, 2019).

La récurrence des décès d'enfants est associée aux colères divines pour des péchés commis antérieurement, à l'invasion d'esprits, à la sorcellerie, ou aux mauvais sorts provoqués par des individus mal intentionnés (Barbieri, 1991). Ces préjugés déterminent les recours aux féticheurs et aux guérisseurs traditionnels. Ces croyances culturelles accroissent la vulnérabilité des enfants.

La mortalité des enfants demeure une préoccupation politique dans la mesure où elle traduit les performances des programmes de développement des pays (Esso, 2013). L'analyse des facteurs est déterminante dans les programmes de planification du développement et oriente les programmes en rapport aux soins palliatifs (Masquelier & Soura, 2016). Elle sert de leviers d'élaboration, de suivi et d'évaluation des programmes de santé. Les résultats d'une telle étude permettent d'apprécier les progrès réalisés en matière de santé. Ainsi, la recherche des facteurs sous-jacents des décès est intéressante pour conseiller les décideurs sur les questions de santé des enfants (Esso, 2013).

Des études antérieures ont largement mis en évidence les déterminants de la mortalité des enfants de moins de 5 ans, mais les influences à différents niveaux d'analyse sont peu connues et moins documentées. Or, le contexte exerce des influences sur la récurrence des décès des enfants dans plusieurs pays (Barbieri, 1991; Boco, 2011). La structure hiérarchique des données met en relief l'influence des facteurs individuels et contextuels sur la mortalité (Audureau, 2012). Ce qui justifie la pertinence de l'usage de la régression logistique multiniveau afin de distinguer correctement les effets des caractéristiques individuelles des caractéristiques contextuelles, et de l'effet aléatoire propre à chaque niveau (Rautu, Dos Santos, & Schoumaker, 2016; Nganawara D. , 2019). Ces niveaux d'agrégation se distinguent en individu, ménage et région.

Dans cette perspective, la présente étude y apporte une contribution en mesurant l'influence des facteurs individuels et contextuels. Ce qui conduit — à dresser le profil des enfants à haut risque ; — à identifier les sources des changements des risques de décès ; — à analyser l'évolution de l'influence des facteurs ; — à analyser l'évolution de la part des facteurs dans la variation des risques de mortalité ; — à analyser l'évolution des contributions des facteurs ; — à identifier les catégories sociales sur lesquelles devraient s'appesantir les programmes pour une baisse durable de la mortalité des enfants.

Le document est structuré comme suit : le chapitre 1 présente le contexte, le chapitre 2 porte sur l'état de l'art, le chapitre 3 décline le cadre méthodologique, et les chapitres 4 et 5 présentent respectivement les analyses descriptives et les analyses explicatives.

Chapitre 1 : contexte de l'étude

Les études de mortalité des enfants en Guinée nécessitent la prise en compte des facteurs contextuels. Ce qui revient à considérer les spécificités des régions au fil du temps. Une telle approche permet de justifier et d'expliquer les résultats, et d'apprécier les différentes contradictions. Les éléments du contexte portent sur la géographie, la démographie, l'épidémiologie, l'économie, la culture, la nutrition et les offres de santé.

1.1. Contexte géographique

La Guinée est un pays de l'Afrique de l'Ouest situé entre 7° 3′ et 12° 30′ de latitude nord et 8° et 15° de longitude ouest. Elle est à mi-chemin de l'équateur et du tropique du cancer avec une façade maritime de 320 km sur l'Océan atlantique et une superficie de 245 857 km². Les pays frontaliers sont la Guinée-Bissau, le Sénégal, le Mali, la Côte d'Ivoire, le Liberia et la Sierra Leone. Son climat est caractérisé par une saison sèche et une saison des pluies (Humanitarian country team, 2010; Diallo A. G., 2010).

La région de Conakry a un climat tropical de la mousson tandis que les régions de Boké, de Mamou, de Labé, de Faranah, de Kankan et de Nzérékoré ont deux climats différents avec une prédominance d'un climat tropical de la savane variant d'une région à une autre. La région de Kindia, avec deux climats différents, est dominée par un climat tropical de la mousson. Ces disparités impactent la morbidité et la mortalité des enfants.

1.2. Contexte démographique

Le taux d'accroissement intercensitaire se chiffre à 4 % de 1983 à 1996 et à 3 % entre 1996 et 2014. En outre, l'effectif de la population en 2014 est de 10 503 132 d'habitants, dont 1 763 997 enfants (INS, 1983; 1996; 2014). Cette tendance est influencée par la fécondité, la mortalité et les mouvements migratoires.

Evolution différentielle de la fécondité

Le nombre moyen d'enfants par femme est passé de 5,5 à 5,1 entre 1999 et 2012 puis à 4,8 en 2018, avec une forte fécondité en milieu rural et dans le groupe d'âge 25-29 ans. Cette baisse lente de la fécondité a des conséquences sur la prise en charge des enfants. Dans la région de Conakry, entre 2005 et 2018, le nombre moyen d'enfants par femme passe de 4,1 à 3,2. Ensuite, de 5,9 à 5,0 et de 5,5 à 4,8 respectivement dans les régions de Kindia et de Boké. Dans les régions de Faranah, de Kankan et de Nzérékoré, ce nombre a baissé respectivement de 6,3 à 5,8, puis de 7,3 à 6,5 et de 5,8 à 4,5. Une forte fécondité se vit dans les régions de Mamou et de Labé (INS, 2005; 2012; 2016; 2018).

Graphique 1.1 : évolution de la fécondité par milieu de résidence

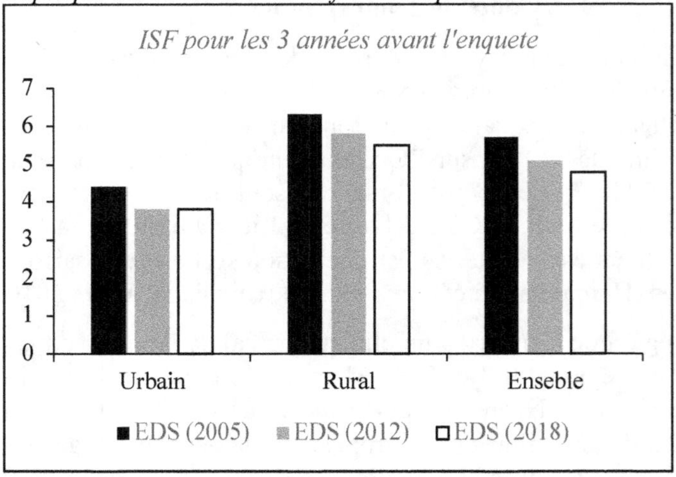

Source : Auteur

Mouvements migratoires

Les motifs de la migration sont la pauvreté, le chômage, les changements climatiques, les regroupements familiaux et l'urbanisation (Nganawara D. , 2019). La migration affecte le degré d'homogénéité ethnique des régions. Les régions à forte affluence connaissent une dynamique socioculturelle importante réduisant l'influence des pesanteurs socioculturelles. Par exemple, la région de Mamou (90 ‰), caractérisée par une diversité ethnique, présente un risque de décès d'enfants plus faible que celui de la région de Labé (110 ‰) (INS, 2018).

1.3. Santé et recours aux soins de santé

L'exposition des enfants aux pathologies est fonction de l'environnement sanitaire dans lequel ils vivent, de leurs capacités physiques d'adaptation et des comportements des mères en matière de santé pour réduire les risques de contamination. La prévalence des maladies transmissibles est un signal d'exposition aux risques de décès. Des études ont montré la pertinence de l'environnement sur la morbidité.

Profil épidémiologique

La prévalence du paludisme chez les enfants de moins de 5 ans est de 44 % ; celle de la tuberculose est de 9 % à 178 TPM+ (Tuberculose Pulmonaire à Microscopie Positive) pour 100 000 habitants ; et la prévalence du VIH/SIDA correspond à 1,7 % en 2012 (INS, 2012). En 2012, la proportion des enfants ayant présenté des symptômes d'infection respiratoire aigüe était de 6 % et celle de la diarrhéique correspondait à 16 % (INS, 2012).

Le paludisme est l'une des causes principales de la morbidité et des décès d'enfants, les infections respiratoires aigües et la diarrhée sont respectivement la deuxième et la troisième cause de mortalité des enfants (INS, 2012; 2016). La forme grave du paludisme est la cause de 36 % des décès hospitaliers et représente la première cause de décès d'enfants. De même, 41 % des consultations et 45 % des hospitalisations dans les formations sanitaires sont dues à cette pathologie. Depuis 2005, un plan stratégique national basé sur un consensus de tous les partenaires impliqués est élaboré pour lutter contre le paludisme.

Tendances de la prévalence de l'anémie chez les enfants

Les enfants sont anémiés par les effets du paludisme et des maladies parasitoses. L'anémie provoque le retard de croissance, la baisse de la force de résistance de l'organisme aux pathologie (INS, 2005; 2012; 2018). En outre, la prévalence de l'anémie chez les enfants est passée de 76 % à 75 % entre 2005 et 2018. Ce niveau élevé et persistant est une préoccupante dans les régions de Faranah (78 %), de Kankan (77 %), de Nzérékoré (76 %), de Mamou (76 %) et de Kindia (75 %) (INS, 2018).

Recours aux services et soins de santé des enfants

Les recherches des conseils ou des soins de santé chez les enfants malades sont plus fréquentes pour le traitement des infections respiratoires aigües (83 %) et de la diarrhée (68 %) que pour le traitement de la fièvre (62 %). Ces recours sont plus élevés dans les régions de Kankan (97 %) contre les infections respiratoires aigües (IRA), de Nzérékoré contre la fièvre (82 %) et la diarrhée (83 %) que dans les autres régions (INS, 2018).

Le pourcentage de femmes ignorant l'usage des sels de réhydratation par voie orale pour le traitement de la diarrhée est de 29 %. Ce faible usage est une préoccupation nationale (INS, 2018). Ce qui entraine une prise en charge tardive des enfants et accroit les expositions aux décès.

1.4. Contexte socioéconomique et culturel

Les conditions socioéconomiques et culturelles ont des effets sur la santé des enfants (Mosley & Chen, 1984). Une situation socioéconomique améliorée et une baisse de l'influence des pesanteurs socioculturelles réduisent la vulnérabilité des enfants aux maladies. Elles déterminent les comportements dans les recours aux soins. Divers modèles de mortalité ont montré la pertinence des facteurs socioéconomiques et culturels (activité économique, pauvreté, instruction des parents, us et coutumes).

Activité économique

La population active est majoritairement occupée (59 %) avec une prédominance des hommes. L'occupation de la population améliore le revenu national. Il est plus élevé chez les personnes de formations professionnelles ou techniques (77,5 %) que chez les autres (INS, 2014).

Entre 2003 et 2012, l'on a observé des variations dans la prise en charge sanitaire des enfants d'une région à une autre de revenus différents. La réduction des inégalités de mortalité passerait par l'amélioration des conditions d'accès à l'emploi dans les régions défavorisées. En 2012, le niveau d'activité de la population le plus élevé est observé dans la région de Conakry. Les régions de Faranah, de Boké et de Kindia sont respectivement au 3ème, au

4ème et au 5ème rang. Dans la région de Mamou, malgré la hausse du chômage de 0,7 % à 3,8 %, le taux d'activité s'est amélioré de 48,6 % à 69,1 %. Une légère hausse (43,3 % à 56,7 %) est enregistrée dans la région de Labé. L'amélioration est observée dans les régions de Kankan et de Nzérékoré avec des taux respectifs variant de 56,1 % à 79,7 % et de 53,5 % à 69,1 % (INS, 2003; 2012).

Pauvreté

L'Indice de Développement Humain (IDH) est passé de 0,278 à 0,466 entre 1990 et 2018. La dette publique extérieure est à la hausse et une balance commerciale structurellement déficitaire. L'indice de pauvreté multidimensionnelle a atteint 35,4 % en 2014 avec un pourcentage plus élevé en milieu rural (46,8 %) qu'en milieu urbain (14,1 %) (INS, 2014).

Les disparités de mortalité entre les régions ou entre les ménages sont liées souvent au niveau de pauvreté. En effet, les enfants sont plus exposés aux décès dans les ménages très pauvres qu'ailleurs. De même, les conditions de logement constituent également un facteur d'exposition (INS, 1999; 2005).

Dans sa vision et sa stratégie de population à l'horizon 2035, pour lutter contre la pauvreté, la Guinée a ciblé la promotion de l'autosuffisance alimentaire, de l'emploi et du développement des activités génératrices de revenus. Elle aspire à un accès universel à l'éducation et à la santé pour tous, et à une économie émergente et prospère. L'atteinte de ces aspirations améliora la qualité de vie de la population, notamment le bienêtre des enfants dans le ménage. Dans cette situation, l'exposition des enfants aux décès sera en baisse durable.

Instruction de la mère

Durant la période de 1999 à 2005, près de 3 femmes sur 4 n'ont jamais fréquenté l'école et l'accès à l'instruction supérieure est plus limité chez elles que chez les hommes, avec des disparités régionales remarquables (INS, 1999; 2005). En 2012, près de 2 femmes sur 3 ne sont pas instruites. Bien qu'en 2014 la proportion de femmes du cycle primaire soit plus élevée que celle de la population masculine à l'échelle nationale, le pourcentage de femmes non instruites est élevé (63,1 % en 2016 et 68,9 % en 2018) (INS, 2012; 2014; 2016; 2018).

Ces niveaux d'instruction influencent les comportements en matière de prise en charge sanitaire des enfants. En effet, l'exposition des enfants aux décès est plus élevée chez les mères non instruites (155 ‰) que chez celles d'instruction primaire (118 ‰) ou secondaire et plus (93 ‰) en 2014. De même, les enfants de sexe masculin issus des mères non instruites, d'instruction primaire, secondaire et supérieure, courent respectivement 153 ‰, 114 ‰ et 73 ‰ de risque de décéder contre 157 ‰, 121 ‰ et 115 ‰ chez les enfants de sexe féminin en 2014 (INS, 2014).

Religion

La population guinéenne est majoritairement musulmane, 85,4 % de femmes et 84,4 % d'hommes sont des musulmans contre 8,7 % de femmes et 10,7 % d'hommes chrétiens en 1999. De 2005 à 2018, le pourcentage des femmes musulmanes est passé de 84,8 % à 86 %. Celui des hommes musulmans est passé de 84,0 % à 83 %. Concernant la religion chrétienne, les pourcentages sont respectivement passés de 10,7 % à 13 % et de 11,3 % à 16 % (INS, 1999; 2005; 2018).

En Guinée, les enfants de mères musulmanes et chrétiennes courent plus de risque de décès que les autres. Ensuite, les garçons courent moins de risque chez les mères musulmanes et animistes/autres que chez les mères chrétiennes. Mais, les filles sont plus exposées aux décès chez les mères animistes/autres que chez les mères musulmanes et chrétiennes (INS, 2014).

Ethnie

La composition ethnique en 1999 montre que chez les femmes, 35,9 % sont des peulhs contre 27,8 % de Malinkés, 19,8 % de Soussous et 16,5 % de forestières. Chez les hommes, 34,8 % de peulhs, 27,8 % de Malinkés, 19,9 % de Soussous et 17,5 % de forestiers sont dénombrés. Les résultats de l'EDS de 2005 montrent que 35,6 % des femmes et 33,8 % des hommes sont des peulhs, et 26,2 % des femmes et 28,0 % des hommes sont des Malinkés. Ensuite, 20,1 % des femmes et 19,6 % des hommes sont des Soussous (INS, 1999; 2005). Dans la répartition de la population en 2016, il ressort une prédominance des peulhs, des Malinkés et des Soussous respectivement 36 %, 28 % et 21 % chez les femmes et 27 %, 32 % et 23 % chez les hommes (INS, 2016).

En effet, les individus appartenant à un groupe ethnique auraient des comportements similaires. De ce fait, les pesanteurs socioculturelles varient d'une ethnie à une autre dans le temps. Elles déterminent les us et les coutumes avec des effets sur les comportements sanitaires des enfants. En effet, la compréhension des comportements est indispensable pour lutter contre la mortalité des enfants.

1.5. Contexte nutritionnel

L'état nutritionnel des enfants est un indicateur déterminant de la qualité de l'état de santé et du niveau de développement d'un pays. Il s'agit d'un état corporel qui résulte de l'équilibre entre la consommation d'aliments et les utilisations par l'organisme. Il est évalué à travers les interviews rétrospectives ou prospectives sur les aliments constituant le régime alimentaire durant un intervalle de temps défini (Susanne, 2005). En Guinée, 6,1 % des enfants souffrent de la malnutrition aigüe, dont 1,7 % d'entre eux souffrant d'une malnutrition sévère (PAM, 2018).

Insuffisance pondérale à la naissance

L'insuffisance pondérale à la naissance est un indicateur de l'exposition aux risques de décès, de l'état de santé et de nutrition, de la croissance et du développement psychologique des enfants. En Guinée, les tendances de l'insuffisance pondérale sont à la baisse entre 2005 et 2018. La proportion des enfants souffrant d'une insuffisance pondérale a baissé de 26 % à 18 % de 2005 à 2012. Elle est restée stable entre 2012 et 2016. De même, entre 2016 et 2018, elle a baissé de 18,3 % à 16 % chez les enfants de moins de 5 ans (INS, 2005; 2012; 2016; 2018).

En dehors de la région de Boké, les tendances sont à la baisse dans toutes les régions entre 2005 et 2018. Dans la région de Nzérékoré, la prévalence a baissé de 27,9 % à 12,2 %. Dans la région de Mamou, elle a baissé de 20,9 % à 16,1 %. Dans la région de Labé, elle a baissé de 27,6 % à 18,4 % sur la même période. Elle a baissé de 30,1 % à 19,3 % dans la région de Kankan. Concernant la région de Kindia, elle a baissé de 25,2 % à 15,1 %. Dans la région de Faranah, la proportion a baissé de 27,8 % à 17,1 %. Dans la région de Conakry, elle a baissé de 21,3 % à 11,5 %. Mais, elle a augmenté de 18,7 % à 20,4 % dans la région de Boké (INS, 2005; 2018).

La prévalence est plus élevée en milieu rural qu'en milieu urbain. En 2018, 22 % des enfants du milieu rural contre 12 % du milieu urbain étaient concernés (INS, 2018).

Retard de croissance chez l'enfant

Les enfants souffrant d'un retard de croissance sont de plus en plus exposés aux risques de décéder. En Guinée, les tendances sont légèrement à la baisse entre 2005 et 2018 à l'échelle nationale. La proportion des enfants de moins de 5 ans souffrant d'un retard de croissance a baissé de 35 % à 31 % entre 2005 et 2012 avant de se stabiliser à 30 % en 2018 (INS, 2018).

Dans les régions de Mamou et de Kindia, les tendances sont respectivement à la baisse de 31,7 % à 27 % et de 34,5 % à 29 %. De même, dans la région de Nzérékoré, la prévalence a baissé de 40 % à 34 %. Dans la région de Kankan, elle est à la baisse de 43,1 % à 31 %. Comparativement aux régions suscitées, la faible baisse est enregistrée dans les régions de Labé (de 34,6 % à 33 %), de Faranah (de 31,1 % à 29 %) et de Conakry (de 21 % à 21 %). Mais, elle est à la hausse dans la région de Boké de 26,7 % à 39 % (INS, 2005; 2018).

Allaitement maternel

Les enfants allaités au sein durant les premières années de vie bénéficient des protections contre les infections réduisant les expositions aux décès. Le lait maternel assure la transmission des anticorps de la mère à l'enfant et limite la survenue de la diarrhée et d'autres maladies (INS, 2012; PAM, 2018). L'arrêt précoce de l'allaitement au sein accompagné d'une malnutrition en micronutriments ou des conditions d'hygiène inadaptées contribue au retard de croissance chez les enfants en les exposant aux risques de décéder.

L'allaitement au sein a légèrement baissé de 96,0 % à 92,5 % de 2005 à 2018 au niveau national avec un niveau élevé dans toutes les régions. Le pourcentage d'enfants allaités au sein est passé de 97,9 % à 95,0 % dans la région de Nzérékoré. Dans les régions de Mamou et de Labé, il a baissé respectivement de 97,5 % à 91,9 % et de 94,6 % à 85,7 %. Il a évolué de 96,4 % à 94,4 % dans la région de Kindia, de 96,8 % à 94,0 % dans la région de Boké et de 92,5 % à 92,8 % dans la région de Conakry. L'allaitement dans la région de Kankan a baissé de 95,7 % à 91,5 %. Mais, il est relativement invariant dans la région de Faranah (de 94,4 % à 94,4 %) (INS, 2005; 2018).

En 2018, on constate que 33 % des enfants sont allaités exclusivement au sein durant les 6 premiers mois. En plus du lait maternel, 35 % des enfants reçoivent de l'eau uniquement et 16 % reçoivent des aliments en complément. Mais, l'allaitement exclusif au sein durant les 6 premiers mois diminue avec l'âge de l'enfant (INS, 2018).

1.6. Inégalités régionales de disponibilité et d'accessibilité des structures sanitaires

Les inégalités régionales de disponibilité et d'accessibilité des structures sanitaires découlent de la planification des programmes de santé. Les politiques de santé déterminent la performance du système de santé, car elles définissent les orientations stratégiques des allocations des ressources (financières, matérielles et humaines) à l'ensemble du système de santé (Beninguisse, Eoundou, Nsoa Mbondo, & Tanang Tchouala, 2010). En Guinée, des mesures sanitaires sont prises, telles que la création des centres de nutrition thérapeutiques dans tous les centres de santé et dans tous les hôpitaux ainsi que la signature d'une convention avec la Pharmacie Centrale de Guinée pour sécuriser les produits de santé (INS, 2014).

Inégalités régionales de disponibilité des structures sanitaires

Le système de santé guinéen est composé des secteurs publics, parapublics, privés et confessionnels. Cependant, c'est le secteur public qui détient la plupart des équipements sanitaires. La qualité de ces infrastructures sanitaires se détériore au fil du temps à cause du manque de suivi et d'entretiens. En matière d'infrastructures sanitaires, il existe 3 hôpitaux nationaux, 7 hôpitaux régionaux, 33 hôpitaux préfectoraux et centres médicaux communaux, 410 centres de santé, 5 centres de santé améliorés et 925 postes de santé. Toutefois, il est également déplorable de constater que la plupart (51 %) des infrastructures sanitaires ne répondent plus aux normes définies selon les standards internationaux (INS, 2018).

La région de Conakry est exclusivement urbaine. Tous les 3 hôpitaux nationaux du pays s'y trouvent. De même, c'est au sein de cette région que figurent la plupart des infrastructures publiques de qualité du pays. Concernant le nombre des infrastructures sanitaires, on dénombre 22 centres de santé et 5 postes de santé. Il y existe 5 laboratoires spécialisés pour les analyses. En plus, le nombre d'officines privées est plus élevé dans la région de Conakry (223) que dans les autres régions du pays (INS, 2018). Au sein de cette région, les expositions des enfants aux décès sont plus faibles que dans les autres régions. Ce constat pourrait s'expliquer par la dotation de cette région en infrastructures.

La région administrative de Kindia dispose d'un hôpital régional, 51 centres de santé et 94 postes de santé, 4 hôpitaux préfectoraux dont 1 par préfecture et 12 officines privées (INS, 2018).

La région de Boké dispose d'un hôpital régional. Le nombre de centres de santé est de 42. S'agissant des postes de santé, on y trouve un total de 119. On y trouve 1 hôpital dans chaque préfecture et 7 officines privées (INS, 2018).

La région administrative de Mamou dispose d'un hôpital régional, 2 hôpitaux préfectoraux, 68 postes de santé et 41 centres de santé et 5 officines privées (INS, 2018).

La région de Labé possède un hôpital régional, 93 postes de santé et 58 centres de santé, 4 hôpitaux préfectoraux, 5 officines privées et 2 points de vente des produits pharmaceutiques (INS, 2018).

La région de Faranah, dans sa circonscription, dispose d'un hôpital régional, hôpitaux préfectoraux, 47 centres de santé et 95 postes de santé, 4 officines privées (INS, 2018).

La région administrative de Kankan a 1 hôpital, 4 hôpitaux préfectoraux, 66 centres de santé et 104 postes de santé et 7 officines privées (INS, 2018).

La région de Nzérékoré dispose d'un hôpital régional, 77 centres de santé, 148 postes de santé, 5 hôpitaux préfectoraux et 17 officines privées (INS, 2018).

Inégalités régionales d'accès aux structures sanitaires

Le personnel de santé correspond à 7,25 pour 1000 habitants (INS, 2014). Ensuite, 30 % du personnel sont des infirmiers, des sagefemmes et des médecins généralistes, soit une densité de 3,2 soignants pour 10 000 habitants. L'on dispose d'une densité de 4 ATS pour 10 000 habitants, 1,4 infirmier pour 10 000 habitants, 0,5 sagefemme pour 10 000 habitants, 0,16 technicien de laboratoire pour 10 000 habitants, 1,8 médecin (spécialistes et généralistes) pour 10 000 habitants et 1,3 médecin généraliste pour 10 000 habitants. Ce pays ne dispose qu'un lit d'hospitalisation pour 3 600 habitants avec un taux de disponibilité globale des équipements sanitaires de 16 % (MSHP, 2015).

La plupart des médecins généralistes et spécialistes (371) exercent les activités dans la zone spéciale de Conakry. De même, elle dispose de 467 infirmiers, 265 sagefemmes, 11 techniciens de santé, 491 agents techniques de santé, 48 pharmaciens, 18 biologistes et 20 matrones (INS, 2018).

La région de Kindia dispose de 118 médecins, 86 infirmiers, 36 sagefemmes, 17 techniciens de santé, 383 agents techniques de santé, 21 pharmaciens, 15 biologistes et 24 matrones (INS, 2018).

La région de Boké dispose de 70 médecins, 74 infirmiers, 14 sagefemmes, 4 techniciens de santé, 229 agents techniques de santé, 14 pharmaciens et 40 matrones (INS, 2018).

La région de Mamou a en son sein 43 médecins, 38 infirmiers, 12 sagefemmes, 1 technicien d'odontologie, 1 préparateur en pharmacie, 1 technicien en radiologie, 6 techniciens de santé, 19 techniciens de laboratoire, 215 agents techniques de santé, 19 matrones, 6 biologistes et 13 pharmaciens (INS, 2018).

Dans la région de Labé, l'on dénombre 66 médecins, 50 infirmiers, 10 sagefemmes, 1 technicien de santé, 1 préparateur en pharmacie, 1 technicien d'odontologie, 8 techniciens de laboratoire, 281 agents techniques de santé, 50 aides de santé, 3 biologistes, 14 pharmaciens et 7 matrones (INS, 2018).

La région de Faranah dispose de 52 médecins, 73 infirmiers, 19 sagefemmes, 273 agents techniques de santé, 11 pharmaciens, 4 biologistes et 50 matrones (INS, 2018).

La région de Kankan compte 67 médecins, 66 infirmiers, 13 sagefemmes, 11 techniciens de santé, 517 agents techniques de santé, 13 pharmaciens, 5 biologistes et 5 matrones (INS, 2018).

La région de Nzérékoré dispose de 84 médecins, 147 infirmiers, 30 sagefemmes, 17 techniciens de santé, 473 agents techniques de santé, 20 pharmaciens, 12 biologistes et 5 matrones (INS, 2018).

L'objectif de ce chapitre était de comprendre le contexte de l'étude en situation de forte mortalité des enfants de moins de 5 ans.

Chapitre 2 : cadre théorique

Ce chapitre porte sur la revue de la littérature des facteurs explicatifs des décès des enfants de moins de 5 ans, la présentation de quelques modèles explicatifs de la mortalité des enfants et le cadre conceptuel de l'étude.

2.1. Revue de la littérature

Le niveau de la mortalité des enfants est un indicateur de développement (Esso, 2013). Il est sensible aux conditions sanitaires, socioéconomiques et environnementales. Les facteurs généralement mis en cause sont nombreux et complexes. Cette section présente les facteurs nutritionnels, les campagnes de vaccination, les facteurs socioéconomiques et culturels, les facteurs maternels et génésiques, les facteurs sanitaires et de protection, les facteurs environnementaux, le modèle de Mosley-Chen (1984) modifié par Barbieri, et le modèle de Garenne-Vimard (1984).

Nutrition

La stratégie mondiale des Nations Unies pour la santé de la femme, de l'enfant et de l'adolescent cible la mise à terme de toute forme de malnutrition en fournissant les besoins nutritionnels aux enfants, aux adolescentes et aux femmes enceintes ou en allaitement (ONU, 2015). L'état nutritionnel des enfants est déterminant dans la transition sanitaire et du développement socioéconomique d'un pays (Garenne, 2018). Il est déterminé sur la base des besoins corporels standards en calories, de protéines et de micronutriments (vitamines et minéraux). La malnutrition des enfants et leur faible poids à la naissance accroissent leurs vulnérabilités aux maladies infectieuses (Bruce & Boccanfuso, 2010). Par exemple, ils s'exposent aux risques de contracter la pneumonie (Chevalier, et al., 2003).

Les comportements alimentaires ou nutritionnels, sanitaires et hygiéniques des parents influencent le risque que court un enfant de contracter des maladies (Garenne & Vimard, 1984). L'arrêt précoce de leurs allaitements peut provoquer de la malnutrition, un facteur responsable de nombreuses causes de décès.

L'allaitement exclusif durant six mois juste après la naissance réduit les risques d'infection et de décès durant l'enfance (Diagana & Kane, 2016; OMS, 2018). L'allaitement maternel durant les deux premières années de la vie impacte l'état de santé, la croissance et le développement de l'enfant. La promotion et le soutien de ce dernier permettent d'éviter près de 12 % des décès d'enfants de moins de 5 ans dans le monde (ONU, 2015).

Le lait maternel est hygiénique. Il contient des nutriments nécessaires à la protection et le développement corporel des enfants (Akoto, 1994; Irie, 2002; Bayard & Chouinard, 2014). L'arrêt précoce de l'allaitement au sein au profit des aliments consommés par l'enfant, surtout s'ils répondent moins aux besoins nutritifs, peut provoquer de la malnutrition. C'est pourquoi le lait maternel est conseillé pour les enfants (Akoto, 1994). Certaines mères estiment que l'utilisation des aliments complémentaires au lait maternel permet d'évacuer des substances organiques responsables de plusieurs maladies au nouveau-né (Diagana & Kane, 2016). Toutefois, lorsque la mère conçoit à nouveau en allaitant, le lait maternel pourrait devenir un facteur provocateur des diarrhées à l'enfant allaité. L'alimentation inadéquate pendant cette période leur expose à la morbidité et aux décès (Boco, 2011; Diagana & Kane, 2016).

Par ailleurs, le régime alimentaire de la femme durant la grossesse a un effet sur l'issue de l'accouchement et la survie de l'enfant durant les 5 premières années. Un régime alimentaire maternel inadéquat provoque de l'insuffisance pondérale à l'enfant à la naissance. Il affecte également la qualité et la quantité du lait maternel durant la période d'allaitement (Antoine & Mbodji, 1991; OMS, 2009).

Vaccination

La vaccination est l'une des interventions sanitaires les plus efficaces au regard de son financement (ONU, 2015). Elle améliore la protection de l'organisme de l'enfant contre les pathologies (Irie, 2002). Elle est importante pour le renforcement du système de défense de l'organisme contre l'invalidité ou le décès durant la petite enfance. L'évitement de certaines maladies meurtrières chez eux résulte souvent de l'administration des doses requises de vaccins.

La plupart des enfants ne sont pas vaccinés ou sont partiellement vaccinés. Les vaccinations incomplètes sont le fait des naissances à domicile, du niveau de vie du ménage, des problèmes d'accès des mères aux médias et d'analphabétisme des mères (Douba, et al., 2015).

Conditions socioéconomiques et culturelles

Les difficultés socioéconomiques déterminent la vulnérabilité aux maladies et l'exposition des couches défavorisées aux décès (Irie, 2002; Maiga & Bocquier, 2016). Les variations des risques de décès des enfants d'un lieu à un autre (ou d'une époque à une autre) sont associées aux conditions socioéconomiques différentes entre eux (Vallin, 1985; Antoine & Mbodji, 1991). Divers auteurs ont approuvé l'importance des facteurs socioéconomiques dans l'explication de la récurrence des décès des enfants (Mosley & Chen, 1984; Akoto, 1994; Tabutin & Gourbin, 1997; Barbieri & Catteau, 2003; Diourdebbe, 2015). Au-delà des facteurs socioéconomiques, les pesanteurs socioculturelles influencent les pratiques nutritionnelles et les modes de traitement des maladies des enfants. Ainsi, la coutume distingue les maladies « naturelles » des maladies « provoquées » traitées par la médecine traditionnelle. Ces maladies « provoquées » seraient des faits de sorcelleries, de divinités, de démons ou de mauvais esprits. Ces pesanteurs socioculturelles influent sur l'exposition aux risques de contamination des bactéries (Barbieri, 1991).

Le niveau d'instruction des parents a un effet sur la morbidité et l'exposition aux décès des enfants (Boco, 2011; Diallo, et al., 2016). L'instruction permet de freiner les pesanteurs socioculturelles (Beninguisse, Eoundou, Nsoa Mbondo, & Tanang Tchouala, 2010). Dans les pays en développement, les parents lettrés accèdent plus que d'autres aux informations sanitaires, nutritionnelles et hygiéniques diffusées dans les médias (Barbieri, 1991). L'instruction des femmes réduit les influences des pesanteurs socioculturelles au sein de la communauté (Barbieri, 1991). Le niveau d'instruction de la mère détermine également les fréquentations des établissements sanitaires, les modes de recours aux soins de santé et le choix de la thérapie appropriée aux enfants. Il influence les connaissances et les comportements en matière de santé de reproduction (Irie, 2002; Esso, 2013). Ainsi, le niveau d'instruction de la mère influence les expositions des enfants à la morbidité et aux décès (Barbieri, 1991).

Le faible niveau économique des femmes les expose à une maternité précoce et une fécondité élevée. Il est une cause de la forte fécondité en Afrique subsaharienne. Les femmes, exposées à une fécondité élevée, n'exerçant pas d'activité économique, ont des rangs de naissance élevés jusqu'aux âges tardifs. Des études ont montré que les influences du faible niveau économique et du faible niveau d'activité des femmes sur ces facteurs susmentionnés affectent l'état de santé des enfants et les expositions aux décès (Antoine & Mbodji, 1991).

Le milieu de résidence (urbain, rural) est considéré par divers auteurs comme étant un facteur discriminant dans l'analyse différentielle de la mortalité des enfants (Irie, 2002). Le milieu urbain se distingue du rural dans les dotations en infrastructures sanitaires et scolaires, dans les offres et demandes des soins de santé, du poids des pesanteurs socioculturelles, du niveau de vie du ménage et du statut socioéconomique de la femme. Des études ont trouvé que l'exposition aux risques de morbidité et de décès des enfants est plus élevée en milieu rural qu'en milieu urbain. Ces variations s'expliquent par les différences de cadre de vie des enfants (INS, 1983; 1996; 2014).

La qualité et la gestion des lieux d'aisance sont des facteurs directement liés à la contamination des microorganismes. Les déchets biologiques sont des substances organiques favorables à la prolifération rapide des parasites susceptibles de provoquer les maladies chez les enfants. Ils les exposent aux infections respiratoires à travers la contamination de l'air ambiant et provoquent d'autres maladies parasitaires. Ainsi, l'élimination adéquate des matières fécales permettra de réduire l'exposition des enfants de la transmission rapide des vers intestinaux et des maladies diarrhéiques.

Le mode d'approvisionnement en eau est déterminant dans l'exposition aux maladies diarrhéiques chez les enfants (Djourdebbe, Dos Santos, Legrand, & Soura, 2015). L'incidence des maladies diarrhéiques dans les pays en développement s'explique en partie par les mauvaises conditions hygiéniques élémentaires en matière d'approvisionnement en eau. Par exemple, les personnes buvant de l'eau infectée par le « *ver de Guinée* » ou par les larves de « *Dracunculus medinensis* » sont souvent victimes des maladies parasitaires douloureuses et anémiantes. Par conséquent, la surveillance des sources d'eau et de l'amélioration des conditions d'approvisionnement réduiront considérablement la transmission de plusieurs maladies de source hydrique (Briscoe, Feachem, & Rahman, 1987).

L'amélioration des conditions d'accès aux soins de santé a un effet sur l'issue de la grossesse et la chance de survie des enfants durant les cinq (5) premières années de la naissance. Les enfants issus des mères rencontrant des difficultés d'accès aux soins et services de santé sont plus exposés aux risques de décéder que les autres. En plus de l'accès aux soins de santé, la fréquentation des structures sanitaires est favorable à l'acquisition des connaissances hygiéniques, nutritionnelles et attitudes à adopter pendant le développement de l'enfant.

L'âge, la parité atteinte, le niveau d'instruction, le statut matrimonial, la taille du ménage et la religion sont souvent des facteurs déterminants qui exercent une influence sur l'accès aux soins de santé maternelle (Messi & Yaye, 2017). Le nombre de visites prénatales est positivement associé à l'issue de la grossesse, la chance de survie du nouveau-né et le développement de l'enfant.

En matière thérapeutique, certaines ethnies utilisent souvent la terre ou les excréments d'animaux pour cicatriser rapidement les plaies (Barbieri, 1991). L'interdiction de consommer certains types d'aliments pour les femmes en état de maternité ou pour les enfants résulte également de leurs appartenances ethniques (Beninguisse, Nikiema, Fournier, & Haddada, 2005). L'ethnie de la mère exerce un effet sur le risque de décès des enfants (Irie, 2002). Ensuite, l'appartenance religieuse inculque des croyances qui déterminent les comportements, la physiologie et la psychologie des individus. La religion intervient dans le choix du régime alimentaire et influence la fréquentation des structures sanitaires (Akoto, 1990). Les croyances vis-à-vis de la mort et le mode de traitement des maladies résultent aussi de la religieuse. Les variations dans la pratique des allaitements, de sevrage, d'espacement ou de limitation des naissances entre les groupes d'individus résultent des différences de religions (Irie, 2002).

Les enfants nés « hors mariage » sont socialement rejetés, individuellement mal acceptés et illégitimes. Ils courent un risque de décès supérieur à celui des enfants nés dans le mariage (Younoussi, 2017) et la plupart des grossesses illégitimes se passent dans des conditions socialement défavorables. Les enfants illégitimes sont souvent exposés aux risques d'infanticide à cause de la mauvaise place sociale de la mère. Ceux n'ayant pas été reconnus par leurs pères biologiques se retrouvent particulièrement dans une situation d'abandon et leurs naissances constituent une humiliation familiale et une violation d'une norme de la société (Masuy-Stroobant, 2002). Ces naissances surviennent très souvent des grossesses indésirées dans l'adolescence et certaines mères élèvent seules leurs enfants avec un niveau de vie moins élevé (Masuy-Stroobant, 2002). Une mère particulièrement vulnérable est le seul parent à s'occuper de l'enfant illégitime. Cette forte exposition des enfants aux décès est également observée aux différents groupes d'âge des mères à l'accouchement (Diallo, et al., 2016).

Facteurs maternels et génésiques

Les malformations congénitales, les tares héréditaires de même que les accidents subis lors de l'accouchement sont des facteurs déterminants de l'état de survie des enfants (Garenne & Vimard, 1984). Les expositions et les sensibilités biologiques telles que le défaut immunitaire, la faiblesse de résistance contre les maladies accroissent leur vulnérabilité aux décès (Schaaf & Marais, 2010; Chapman & Hill, 2012). Les vaccinations, l'état immunitaire (acquise ou transmise) sont des facteurs qui réduisent les risques d'exposition des enfants aux décès.

Le sexe de l'enfant est un facteur déterminant d'exposition aux décès (Diallo, et al., 2016). Dans une étude menée sur la mortalité et la santé des enfants en Afrique sur la période 1970-1990, les résultats ont montré une forte exposition masculine aux décès dans toutes les sous-régions (Tabutin, Gourbin, & Beninguisse, 2001). Ainsi, la résistance de l'organisme des enfants aux transmissions des maladies dépend du sexe (Djourdebbe, Dos Santos, Legrand, & Soura, 2015; Younoussi, 2017). D'autres études ont prouvé une dépendance de la sévérité de certains types d'infections au sexe des enfants. Par exemple avec la rougeole, l'infection devient plus sévère lorsqu'elle est transmise d'un garçon à une fille que d'une fille à une autre fille ou d'un garçon à un autre garçon. A l'inverse, la transmission de fille à garçon est l'infection la moins sévère (Aaby, et al., 1986).

L'âge de la mère est fortement associé à l'exposition des enfants aux décès (Irie, 2002; Diallo, et al., 2016). Il a une influence sur l'issue de la grossesse. Les expositions des enfants aux décès sont généralement élevées dans les groupes d'âge inférieurs des mères. Les enfants issus des mères très jeunes ou des mères plus âgées courent un risque de décès plus élevé que leurs homologues nés des autres mères (Mosley & Chen, 1984; Antoine & Mbodji, 1991; Tabah & Sutter, 2018).

L'intervalle de temps séparant les maternités influence l'issue de la grossesse et la survie de l'enfant après la naissance. Les enfants nés d'un intervalle génésique inférieur à 24 mois sont souvent plus exposés aux risques de décès que d'autres (Antoine & Mbodji, 1991; Younoussi, 2017). Les grossesses rapprochées affaiblissent également l'allaitement du nouveau-né (Bruce & Boccanfuso, 2010). L'interruption ou le ralentissement de la montée du lait maternel résulte souvent d'un changement hormonal associé à la grossesse. Ainsi, un enfant en état d'allaitement est sevré prématurément lorsque sa mère conçoit à nouveau (Antoine & Mbodji, 1991).

Par ailleurs, le rang de naissance produit un effet sur l'issue de la grossesse et sur la chance de survie des enfants (Irie, 2002). Le risque de décès des enfants est plus élevé dans les naissances de premier rang que dans les rangs des naissances suivants, sauf les naissances plus tardive (Tabah & Sutter, 2018). De même, les travaux de Younoussi (2017) ont montré que les enfants de première naissance et de rang de naissance tardif ont moins de chance de survivre durant les premières années de vie que les autres. Une analyse faite à partir des données de l'EDS de 1994 de la Côte d'Ivoire montre également que les enfants de premier rang courent 1,4 fois plus de risque que ceux des rangs suivants, exception faite toutefois pour le 7ème rang et plus (Esso, 2013).

Les consultations prénatales produisent des effets sur l'issue de la grossesse et la chance de survie des enfants. Les enfants sont plus exposés aux décès chez les mères qui n'ont pas fait de visite prénatale que chez celles qui en bénéficient durant la grossesse (MSHP, 2012; Diallo, et al., 2016). Au-delà de l'accès aux soins de santé, la fréquentation des structures sanitaires favorise l'acquisition des connaissances hygiéniques, nutritionnelles et attitudes à adopter pendant la grossesse.

Les soins et services de santé reçus pendant l'accouchement influencent les expositions aux décès. Les décès maternels sont corrélés à l'assistance d'un personnel qualifié. La proportion d'accouchements assistés par un personnel de santé qualifié et les décès maternels sont deux indicateurs inversement corrélés (Beninguisse, Nikiema, Fournier, & Haddada, 2005). Mais, les pesanteurs socioculturelles influencent le recours aux soins au moment de l'accouchement.

L'accouchement dans les structures sanitaires (Hôpitaux, Centres de Santé…) accroit la chance de bénéficier de l'assistance d'un personnel qualifié. Mais, les femmes s'attachent plutôt aux suites des couches. Par exemple, le placenta, le cordon ombilical et le sein maternel sont des organes physiologiques liés. Il est de coutume d'enterrer discrètement le placenta et le sang utérin pour éviter tout comportement malveillant des individus à l'encontre de l'enfant ou de ses parents biologiques. Mais ces suites des couches ne sont pas toujours remises au couple dans les structures sanitaires (Pradelles de latour, 1990).

Facteurs sanitaires et de protection

L'environnement épidémiologique est associé aux risques de morbidité et de décès. Les utilisations des antibiotiques, des antipaludéens, des moustiquaires imprégnées, de même que les réhabilitations nutritionnelles peuvent influencer leurs expositions (Garenne, 2018). Dans les pays en développement, les décès d'enfants sont majoritairement dus aux maladies parasitaires et infectieuses, telles que le paludisme, le tétanos, les maladies intestinales, la rougeole et les maladies respiratoires (Barbieri, 1991). A celles-ci s'ajoutent les maladies d'appareils digestifs chez les enfants.

L'élévation des températures, le degré de l'humidité ou les sècheresses influencent la viabilité de certains microorganismes responsables des maladies. L'exposition aux épidémiques repose sur la nature du contact avec les virus, les bactéries et les parasites causes immédiates de la morbidité. Les enfants constamment en contact du sol dans leurs activités de jeux courent le risque d'infection avec le sol insalubre (Bartlett, 2003) et les prises en charge tardives entrainent des décès (Mosley & Chen, 1984).

Le statut immunitaire de l'organisme des enfants influence l'évolution des pathologies ainsi que les degrés de gravité, et une résistance spécifique s'active en cas de reconnaissance spécifique d'un microorganisme étranger. Parfois, l'immunité acquise à travers une résistance spécifique protège contre le développement des pathologies identifiées lors des premières infections et de toute infection nouvelle de même nature (Barbieri, 1991). Les variations d'immunités des organes contre les microorganismes sont liées aux différences entre les enfants. Donc des problèmes d'identification des groupes cibles sur lesquels devraient se porter les programmes de santé des enfants, surtout si les enfants les plus vulnérables sont faiblement représentés dans une région et la détection du risque devient difficile (Chevalier, et al., 2003).

Facteurs environnementaux

La réduction significative des décès et des pathologies liés à la pollution est une cible dans la stratégie mondiale pour la santé de la femme, de l'enfant et de l'adolescent (ONU, 2015). Le rapport de l'ONU sur l'environnement et les conséquences sur la santé en 2019 montre que la pollution a provoqué 25 % des décès prématurés sur la planète. On enregistre environ 9 millions de décès par an (ONU, 2019). D'autres auteurs estiment également qu'un environnement contaminé accroit l'exposition des enfants aux maladies infectieuses, mais ce risque diminue au fil du temps avec l'âge (Mosley & Chen, 1984). Par ailleurs, malgré les fréquentes diminutions des maladies constatées à travers l'amélioration de l'accès à l'eau potable, des conditions d'hygiène et d'assainissement, Djourdebbe (2019) souligne l'existence des problèmes méthodologiques pour apprécier les liens statistiques entre l'environnement et la santé en Afrique subsaharienne.

Le niveau des précipitations entraine la prolifération des microorganismes. Le développement des agents infectieux est fréquent en période d'humidité que de sècheresse (Balk, Pullum, Storeygard, Greenwell, & Neuman, 2004). Les variations des risques de décès d'enfants entre les zones sont liées aux différences de climat (Boco, 2011).

La pollution de l'air ambiante par les installations thermiques et industrielles, les engins de transports routier et aérien, les machines agricoles, l'incinération des déchets ménagers et industriels. La fumée des incinérations des combustibles solides à l'intérieur des domiciles est toxique et les émissions polluantes exposent les enfants aux maladies respiratoires et aux risques de décéder (Mosley & Chen, 1984; OMS, 2009). Les infections respiratoires liées à cette pollution de l'air sont élevées à proximité des unités industrielles de production et des voies routières (Burlet, Le Neures, & Siebert, 2010). Ces pathologies sont meurtrières et sont susceptibles de provoquer la pneumonie ou la méningite. Les enfants sont particulièrement vulnérables en Afrique subsaharienne (Chevalier, et al., 2003). La réduction de la vulnérabilité aux pathologies passera par la préservation de l'air de qualité dans les habitations, l'amélioration des conditions d'hygiène et l'administration des antibiotiques.

La pollution de l'eau et les mauvaises conditions d'hygiènes sont responsables de plusieurs infections (Chevalier, et al., 2003). Ainsi, les mauvaises conditions d'évacuation des ordures ménagères et des eaux usées, le déversement des selles d'un individu infecté dans les fleuves ou dans les rivières servant le lavage des ustensiles de cuisine contaminent les aliments consommés par les enfants (Barbieri, 1991; Woldemicael, 2000).

Les enfants nés dans les ménages insalubres ou exposés au sol extérieur courent un risque élevé de contracter les maladies diarrhéiques (Diourdebbe, 2015). Le contact de leurs aliments avec le sol sur lequel les animaux défèquent et qui peut rester infecté pendant quelques années accélère également leurs contaminations (Mosley & Chen, 1984; Barbieri, 1991). Ces enfants sont toujours exposés aux maladies intestinales et diarrhéiques. D'autres infections reposent également sur le contact de leurs plaies avec le sol infecté.

La mauvaise qualité de l'assainissement de l'intérieur des habitations accroit la contamination de la peau. Les objets inanimés sont aussi les supports privilégiés de transmission rapide des maladies parasitaires et diarrhéiques durant la petite enfance. La contamination de la peau est associée aux comportements hygiéniques dans un environnement résidentiel. L'adoption des bonnes pratiques comportementales en matière de santé influence l'exposition des enfants aux maladies liées à la contamination de la peau ou à l'utilisation des objets inanimés (Mosley & Chen, 1984; Barbieri, 1991).

La diarrhée est l'une des principales maladies des enfants dans les pays en développement. La récurrence de cette maladie est liée aux régimes alimentaires, aux pratiques d'hygiène et à l'évolution biologique de l'enfant avant son cinquième anniversaire (INS, 2005; 2012; 2016; 2018a). En outre, les effets de la déshydratation causée par la diarrhée sont généralement réduits à travers les dispositions élémentaires comme recommandé par l'OMS.

Par ailleurs, les piqures d'insectes transmettent aux enfants de nombreuses maladies parasitaires et virales. La présence des insectes dépend des conditions environnementales auxquelles figurent le climat (pluie, température, altitude) et la saison (saison sèche ou humide) qui influencent la transmission des maladies parasitaires et des infections issues des piqures d'insectes (Akoto, 1994).

2.2. Modèles explicatifs de la mortalité

La mortalité des enfants est toujours d'actualité en Afrique subsaharienne (Esso, 2013). Pour Mosley-Chen (1984), les déterminants socioéconomiques de la mortalité des enfants se situent à trois niveaux : individu, ménage et communauté. Ainsi, les traditions, les attitudes, les normes, la place de l'enfant dans les familles et l'instruction des parents sont des facteurs individuels. Le revenu, les pratiques nutritionnelles et hygiéniques, les ressources en eau et énergie, la qualité du logement, l'accès à l'information sont des facteurs contextuels familiaux. Concernant les facteurs communautaires, on distingue les politiques environnementales, les politiques économiques et les systèmes des soins de santé.

Barbieri (1991) évoque que certaines variables intermédiaires de ce modèle sont difficiles à mesurer ou à collecter dans les EDS. Leur absence biaise les estimations des paramètres (Hill, 2003). Ensuite, les variables socioéconomiques dans le modèle de Mosley-Chen (1984) sont difficiles à mesurer ou à apprécier telles que les choix personnels ou les décisions. Ces variables sont exposées au biais d'endogénéité (Briscoe, Akin, & Guilkey, 1990). Ainsi, il propose le modèle présenté dans la figure 2.1.

Par ailleurs, le modèle de Garenne-Vimard (1984) décrit la mortalité des enfants de moins de 5 ans dans un cadre plus large qui permet les analyses en fonction de la disponibilité des données et des objectifs prédéfinis. Ainsi, ce schéma distingue cinq niveaux de variables (Figure 2.2) : les variables discriminantes, les variables indépendantes, les variables intermédiaires, les déterminants et la variable dépendante. Quant aux interactions, toutes ces variables peuvent être interreliées dans le modèle de régression approprié pour l'étude (Garenne & Vimard, 1984).

Figure 2.1 : modèle de Mosley-Chen (1984) modifié par Barbieri

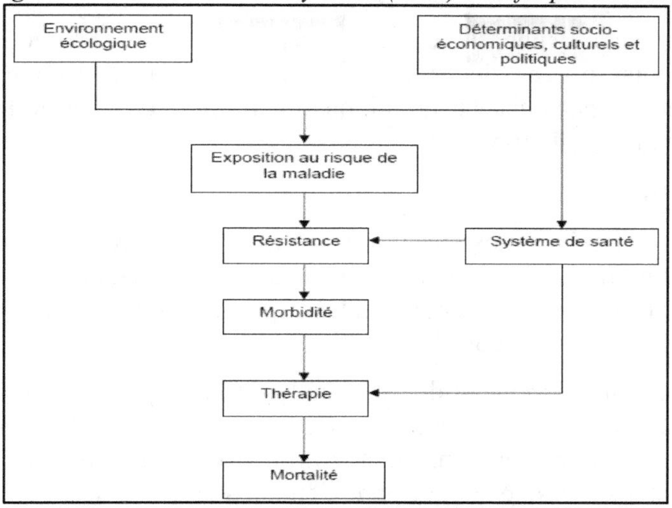

Source : Barbieri (1991)

Figure 2.2 : modèle utilisé par Garenne-Vimard (1984)

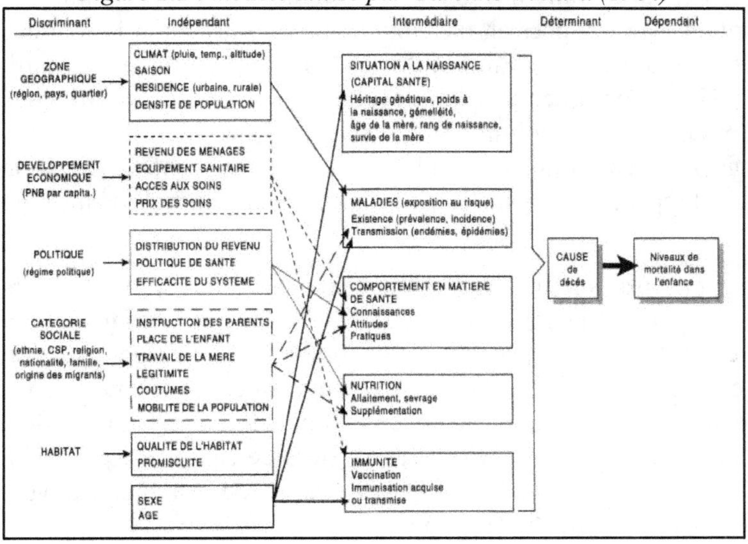

Source : Garenne-Vimard (1984)

2.3. Cadre conceptuel

Dans cette étude, le cadre conceptuel s'articule autour de l'hypothèse générale, le schéma conceptuel, la description du schéma conceptuel et la définition des différents concepts utilisés dans la suite du travail.

Hypothèse

Sur la base du contexte et de la revue de la littérature, l'évolution de la mortalité des enfants de moins de 5 ans en Guinée dépend de l'influence des facteurs contextuels (ménages et régions) et des facteurs individuels.

Le schéma conceptuel de cette étude est basé sur trois niveaux d'analyse. Ainsi, du haut vers bas, on distingue le niveau régional, le niveau ménage, et enfin le niveau individuel où les caractéristiques de la mère et de l'enfant sont examinées.

A l'échelle régionale, on utilise les variables discriminantes qui permettent de faire une analyse différentielle de la mortalité des enfants. Regroupées en facteurs régionaux, ces variables ont des effets indirects sur la mortalité des enfants (Garenne & Vimard, 1984). Théoriquement, le développement régional influence l'environnement culturel et les facteurs contextuels du ménage. Quant à l'environnement culturel, il exerce une influence sur le développement régional et sur les facteurs contextuels du ménage (Figure 2.3).

Les facteurs contextuels du ménage ont des effets sur les facteurs individuels (Mosley & Chen, 1984; Antoine & Mbodji, 1991). Le contexte de résidence du ménage influence la situation socioéconomique et les comportements sanitaires des mères dans le ménage. La situation socioéconomique du ménage a des effets directs sur le comportement en matière de santé (Boco, 2011). Ces trois facteurs influencent la mortalité des enfants à travers les facteurs individuels (Figure 2.3).

Les facteurs sociodémographiques et culturels sont des facteurs individuels susceptibles d'affecter la mortalité des enfants. Ils concernent les caractéristiques individuelles des enfants et de leurs mères (Figure 2.3).

Figure 2.3 : schéma conceptuel de la mortalité des enfants

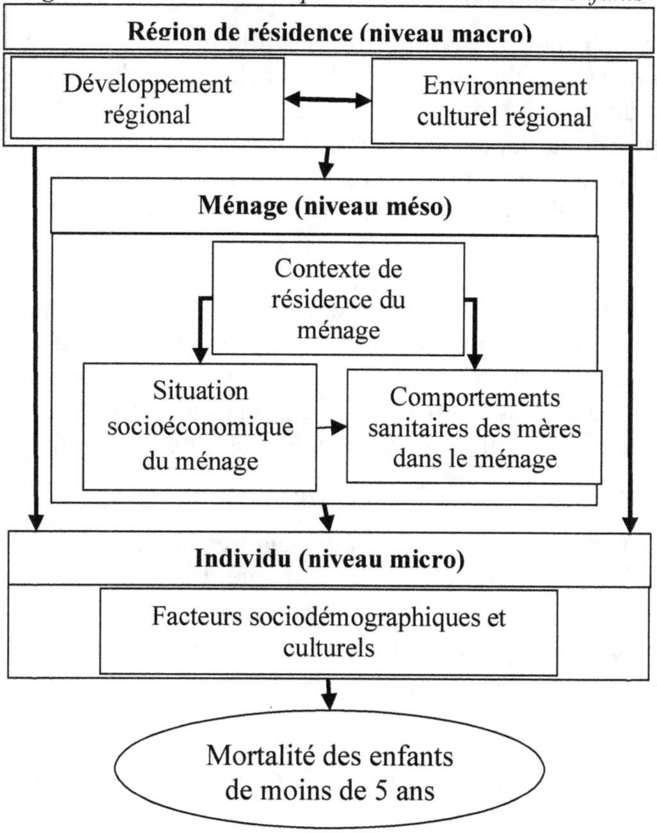

Définition des concepts

Au regard du schéma conceptuel, la définition des concepts se fera du haut vers le bas. Ainsi, les concepts relatifs au niveau macro concernent l'environnement culturel régional et le développement régional. Les concepts liés au niveau méso correspondent au contexte de résidence du ménage, la situation socioéconomique du ménage et les comportements sanitaires de la mère dans le ménage. Enfin, les concepts individuels concernent les facteurs sociodémographiques et culturels.

Environnement culturel

On appréhende l'environnement culturel par le degré de fragmentation ethnique qui influence le poids des pesanteurs socioculturelles à travers l'interaction des cultures suite à la présence des groupes ethniques différents. Par ailleurs, un groupe ethnique est un ensemble d'êtres humains avec certaines affinités somatiques, linguistiques ou culturelles (Demopaedia, 2018).

Développement régional

Dans cette étude, les niveaux de pauvreté, d'alphabétisation des mères et de couverture vaccinale des enfants permettent d'appréhender le développement régional. Ces facteurs sont discriminants et agissent au moins sur une variable indépendante. Ils permettent d'étudier également la mortalité différentielle.

Contexte de résidence d'un ménage

Le contexte de résidence d'un ménage renvoie à son milieu de résidence. Le milieu urbain se distingue du milieu rural par la disponibilité des infrastructures sanitaires et scolaires. Ensuite, les conditions d'accès aux soins et services de santé, les commodités de vie, le degré d'urbanisation et l'accès à l'emploi les différencient également. Ces inégalités accroissent l'attractivité du milieu urbain en rendant le milieu rural plus répulsif. Elles sont les causes de la forte exposition des enfants aux décès et aux maladies en milieu rural qu'en milieu urbain.

Situation socioéconomique du ménage

La situation socioéconomique prend en compte le revenu, l'occupation de la mère, le mode d'approvisionnement en eau, les types d'aisance et les biens possédés par les ménages. Dans cette étude, le quintile de bienêtre économique permet d'appréhender la situation socioéconomique du ménage.

Comportements sanitaires des mères dans le ménage

Les comportements sanitaires sont des dispositions qui affectent les risques de maladie ou des recours aux soins nécessaires en cas de maladie (Irie, 2002). Dans cette étude, le recours au secteur médical est synonyme de bonnes pratiques familiales pour la recherche de soins (diarrhée et fièvre) et la vaccination des enfants.

Facteurs sociodémographiques et culturels

Ces facteurs regroupent le sexe de l'enfant, le rang de naissance, l'âge et le niveau d'instruction de la mère, l'exposition de la mère aux médias et l'ethnie de la mère (Boco, 2011).

Mortalité des enfants de moins de 5 ans

La mortalité infantile, juvénile et infanto-juvénile désignent respectivement la mortalité des enfants de moins d'un an, des enfants âgés d'un an à moins de 5 ans et la mortalité des enfants âgés de moins de 5 ans (Barbieri & Catteau, 2003; Beninguisse, 2019).

Figure 2.4 : concept de mortalité des enfants

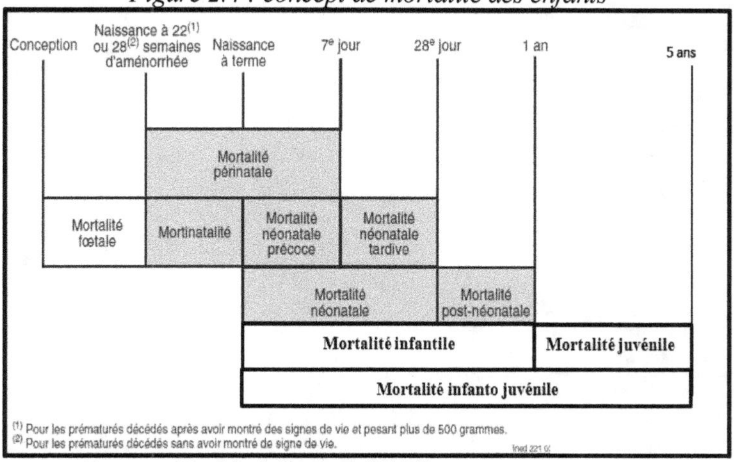

Source : Barbieri-Catteau (2003)

Ce chapitre a synthétisé les différents facteurs explicatifs de la mortalité des enfants de moins de 5 ans, les modèles de Mosley-Chen (1984), de Garenne-Vimard (1984), de Mosley-Chen (1984) modifié par Barbieri (1991), et le cadre conceptuel de l'étude. La synthèse des facteurs explicatifs concerne les connaissances sur les facteurs nutritionnels, les facteurs vaccinaux, les facteurs socioéconomiques et culturels, les facteurs maternels et génésiques, les facteurs sanitaires et de protection, et les facteurs environnementaux. Les modèles de mortalité des enfants mettent en exergue l'interrelation entre les différents facteurs explicatifs et la survenue des décès d'enfants. Enfin, le cadre conceptuel présente l'hypothèse générale, la description du schéma conceptuel et la définition des concepts.

Chapitre 3 : cadre méthodologique de l'étude

L'objectif de ce chapitre est de présenter les données, évaluer leur qualité, définir les variables opérationnelles, décrire le cadre d'analyse de l'étude et les méthodes d'analyse statistique des données.

3.1. Présentation des données

Cette section décrit les sources des données de l'étude, les supports de collecte, l'échantillonnage, la population cible et la taille de l'échantillon.

Sources des données

S'inscrivant dans une vision évolutive, cette étude utilise les bases de données des EDS de 2005, de 2012, de 2018 et une base de données empilées. L'empilement des données des différentes EDS permet de créer une variable temporelle afin d'apprécier l'influence de l'évolution temporelle dans la variation des risques de décès des enfants.

Objectifs des Enquêtes Démographiques et de Santé

Les Enquêtes Démographiques et de Santé (EDS) s'inscrivent dans le cadre de la Stratégie Nationale de Développement de la Statistique (SNDS). Initiées par le gouvernement guinéen, elles bénéficient de l'assistance technique du programme mondial des Enquêtes Démographiques et de Santé d'ICF International, de l'UNICEF et des appuis des organismes nationaux et internationaux, qui interviennent dans les domaines de la santé et de la population. Les objectifs fixés dans les EDS sont de fournir des données de suivi et d'évaluation des programmes de population et de santé, et d'actualiser les indicateurs démographiques et sanitaires de base (INS, 2005; 2012; 2018a).

Supports de collecte des données

Les questionnaires de collecte des données des EDS se composent d'un questionnaire ménage, d'un questionnaire individuel de femme, d'un questionnaire individuel d'homme et d'un questionnaire pour le test de biomarqueur. Les questionnaires des EDS sont élaborés à l'image des modèles développés par le programme DHS.

Le questionnaire ménage est conçu pour enregistrer les membres du ménage et les visiteurs qui ont dormi la dernière nuit de la date de l'enquête. Il a servi à l'identification des femmes, des hommes et des enfants éligibles pour les interviews individuelles et les tests de biomarqueurs. Il sert d'outil de collecte des informations sur les caractéristiques du ménage, la fréquence des maladies dans le ménage au cours des deux dernières semaines, les raisons de la recherche de soins et les dépenses de soins ambulatoires et d'hospitalisation, la possession et l'utilisation des moustiquaires (INS, 2005; 2012; 2018a).

Le questionnaire individuel de femme a servi à collecter les informations sur les femmes âgées de 15 à 49 ans, résidentes ou visiteuses (INS, 2005; 2012; 2018a). Il comporte les caractéristiques sociodémographiques, la reproduction, la planification familiale, les soins de santé maternelle et l'allaitement, la vaccination et la santé des enfants, l'état nutritionnel des enfants, l'union et l'activité sexuelle, les préférences en matière de fécondité, les caractéristiques du conjoint et l'emploi/activité de la femme, le VIH/SIDA et autres infections sexuellement transmissibles, les autres problèmes de santé (utilisation des injections, tabagisme, alcoolisme, et maladies non transmissibles), l'excision, et les fistules.

La plupart des questions posées aux hommes âgés de 15 à 59 ans sont identiques à celles posées aux femmes de même groupe d'âge, mais ces deux questionnaires individuels sont indépendants l'un de l'autre (INS, 2005; 2012; 2018a).

Le questionnaire anthropométrique enregistre les résultats des mesures de poids, de taille, des tests d'anémie et des prélèvements sanguins pour le test du VIH (INS, 2005; 2012; 2018a).

Echantillonnage

La Guinée est découpée en 8 régions administratives. Dans chaque région (sauf la ville de Conakry qui n'a pas de partie rurale), deux strates sont créées (strate urbaine et strate rurale) ce qui fait un total de 15 strates. Bien avant le tirage, on trie la base de sondage selon les unités administratives dans chaque strate et puis le numéro des zones de dénombrement (ZD). Au 1er degré dans chaque strate, des ZD sont tirées avec une probabilité proportionnelle au nombre de ménages. A l'issue d'un dénombrement des ménages et une mise à jour de la carte dans chacune des ZD-échantillons, au 2nd degré, on trie les ménages par grappe à probabilité égale. Dans les ménages échantillonnés, tous les enfants de moins de 5 ans sont pesés et mesurés pour déterminer leurs états nutritionnels. Les tests d'anémie et les mesures anthropométriques se font sur tous les enfants de 6-59 mois et sur toutes les femmes de 15 à 49 ans (INS, 2005; 2012; 2018a).

Limites de la collecte des données

La collecte des données présente des limites au rang desquelles figurent l'absence des données biographiques, l'effet de mémoire ou d'omission, l'erreur de sondage, l'effet de troncature, l'effet de survie des mères, l'effet de censure et le biais dans la conception des facteurs conceptuels de l'étude.

L'absence des données biographiques sur la garde des enfants depuis leurs naissances jusqu'à la date de l'enquête introduit un biais de mobilité résidentielle (Brockerhoff & De Rose, 1994). Ainsi, l'attribution des caractéristiques des parents biologiques et des caractéristiques contextuelles du ménage à un enfant qui était en garde en dehors du ménage résidentiel des parents introduit des biais dans l'analyse. Ces données transversales ne donnent pas aussi des informations sur les changements survenus au niveau individuel et contextuel, ce qui introduit un autre biais. Par exemple, les femmes qui exercent une activité économique au moment de l'enquête peuvent l'être peu de temps avant l'enquête. Expliquer donc la récurrence des décès des enfants par l'occupation des mères est une analyse biaisée.

Les effets de mémoire des femmes entrainent une sous déclaration des naissances ou des décès des enfants dans les enquêtes rétrospectives sont sous-évaluées à cause de, notamment si les enfants étaient confiés ou décédés précocement (Beninguisse, 2019). De même, les omissions volontaires de certains décès ou naissances par les mères causent aussi des sous-déclarations.

La limitation de l'âge des femmes interviewées de 15 à 49 ans biaise les mesures de la mortalité des enfants. Elle induit systématiquement l'exclusion de certains enfants de la collecte. Parmi les enfants décédés 4 ans avant l'enquête, nous n'avons des informations que sur les enfants des mères âgées de moins de 46 ans. Les enfants décédés des mères plus âgées de 46 ans sont exclus du champ de l'enquête par suite d'exclusion de leurs mères qui, au moment de l'enquête, étaient âgées de plus de 49 ans (Brockerhoff & De Rose, 1994; Hill, 2014).

L'usage des données d'interview directe présente un risque de biais de survie, car l'histoire génésique détaillée ne concerne que les femmes vivantes à la date de l'enquête. Les exclusions des mères décédées et leurs enfants de la collecte induisent un biais, car ces mères pourraient avoir une fécondité différente de leurs homologues vivantes et leurs enfants pourraient s'exposer aux risques de décès différents de ceux des mères vivantes. Ce biais est important en analyse différentielle de la mortalité des enfants selon la vulnérabilité des mères (Brockerhoff & De Rose, 1994; Hill, 2014).

Le quotient de mortalité infanto-juvénile se calcule avec les données recueillies sur les enfants nés 5 ans au moins avant l'enquête. Ceux nés moins de 5 ans à la date de l'enquête sont exclus du calcul du quotient de mortalité infanto-juvénile car les durées d'exposition doivent être au moins égales à 5 ans. La date de l'enquête réduit donc la durée d'exposition des enfants nés moins de 5 ans à ladite date (Beninguisse, 2019). A ce sujet on parle de « l'effet de censure ».

Les erreurs de sondage proviennent de la collecte des données sur un échantillon et non sur l'ensemble de la population. Elles sont liées aux outils de collecte, de traitement et d'analyse statistique des données, au défaut de couverture lié à l'utilisation d'une base de sondage incomplète et de la non-réponse complète ou partielle des personnes interviewées (Koné, 2019).

Lors de l'analyse des données, les caractéristiques contextuelles sont reportées à chaque enfant. Bien que l'usage des variables contextuelles soit rependu dans plusieurs études différentielles de la mortalité des enfants, leurs usages peuvent entrainer de biais.

Population cible de l'étude et taille de l'échantillon

La population cible de cette étude correspond aux enfants nés 5 ans au moins à la date de l'enquête, car les durées d'exposition doivent être au moins égales à 5 ans. La date de l'enquête réduit donc la durée d'exposition des enfants nés moins de 5 ans à ladite date (Beninguisse, 2019). Par conséquent, les quotients de mortalité des enfants de moins de 5 ans et les odd ratios de la régression logistique multiniveau sont calculés sur les enfants nés 5 ans au moins à la date de l'enquête.

La taille de l'échantillon est égale à 8 791 enfants dans l'EDS 2005. Elle correspond à 8 509 enfants dans l'EDS 2012 et à 9 390 enfants dans l'EDS 2018. La somme des tailles de ces différentes EDS correspond à la taille de la base empilée.

3.2. Evaluation de la qualité des données

Cette section permet d'examiner les taux de non-réponse des variables opérationnelles, d'évaluer la qualité de déclaration des dates de naissance et des âges aux décès des enfants. Elle évalue les déclarations des nombres de naissances d'enfants nés vivants, survivants et décédés selon l'âge des mères. Elle permet également d'évaluer la qualité de déclaration des dates de naissance des mères interviewées.

Taux de non-réponses des variables

L'utilisation des taux de non-réponses dans le cadre de l'évaluation de la qualité des données permet de juger leur prise en compte dans une analyse. Ainsi, le taux de non-réponses, pour une variable (V), se calcule en rapportant le nombre d'individus dont la réponse de la variable étudiée est non enregistrée à l'effectif total des individus concernés. En outre, les omissions, les erreurs de remplissage du questionnaire, ou les erreurs de saisie sont souvent les principales causes de ces réponses manquantes. Habituellement, les variables dont le taux de non-réponse est inférieur à 5 % sont fiables pour les analyses.

$$Taux\ de\ non\ réponse = 1 - \frac{effectif\ enquêté\ de\ "V"}{effectif\ total\ des\ éligibles\ de\ "V"}$$

Tableau 3.1 : taux de non-réponses en pourcentage des variables opérationnelles

	Variables opérationnelles	**EDS 2005**		**EDS 2012**		**EDS 2018**	
		Enquêté	*Taux de non-réponse*	*Enquêté*	*Taux de non-réponse*	*Enquêté*	*Taux de non-réponse*
	Variables régionales						
1	Degré de fragmentation ethnique régional	8733	1	8509	0	9390	0
2	Couverture vaccinale des enfants dans les régions	8791	0	8509	0	9390	0
3	Niveau régional d'alphabétisation des mères	8791	0	8509	0	9390	0
4	Niveau régional de pauvreté	8791	0	8509	0	9390	0
	Variables au niveau ménage						
5	Quintile de bienêtre économique du ménage	8791	0	8509	0	9390	0
6	Niveau de vaccination complète des enfants du ménage	8791	0	8509	0	9390	0
7	Niveau de recours du ménage au	8791	0	8509	0	9390	0

	Variables opérationnelles	EDS 2005		EDS 2012		EDS 2018	
		Enquêté	*Taux de non-réponse*	*Enquêté*	*Taux de non-réponse*	*Enquêté*	*Taux de non-réponse*
	secteur médical						
		Variables individuelles					
8	Durée d'allaitement	698	92	119	99	562	94
9	Taille de l'enfant à la naissance	704	92	235	97	639	93
10	Exposition des mères aux médias	8745	1	8401	1	9390	0
11	Sexe de l'enfant	8791	0	8509	0	9390	0
12	Ethnie de la mère	8733	1	8509	0	9390	0
13	Plus haut niveau d'étude de la mère	8791	0	8509	0	9390	0
14	Rang de naissances	8791	0	8509	0	9390	0
15	Groupe d'âge de la mère à l'accouchement	8791	0	8509	0	9390	0
16	Lieu d'accouchement	712	92	222	97	639	93
17	Nombre de visites prénatales	176	98	65	99	195	98

Source : auteur

Evaluation des déclarations des dates de naissance des enfants

La qualité de déclaration des dates de naissance des enfants est examinée en calculant la proportion d'enfants dont le mois ou l'année de naissance est inconnu, et analyser l'existence des sous-déclarations pour certaines régions administratives, pour un milieu de résidence ou pour certains niveaux d'instruction des mères. Dans les EDS 2005, 2012 et 2018, après pondération, le tri à plat montre que les mois de naissance ou les années de naissance sont connus. De même, aucune sous-déclaration pour certaines régions administratives, pour un milieu de résidence ou pour certains niveaux d'instruction des mères n'est observée.

Evaluation des déclarations des âges au décès des enfants

Une mauvaise déclaration des âges au décès ne biaise pas toujours la mortalité infanto-juvénile. Elle biaise les estimations de ses composantes (néonatale, post-néonatale, infantile et juvénile) et les effets des facteurs explicatifs de ces composantes (Zourkaléini, 1997).

L'évolution des rapports de masculinité aux âges des décès pour l'ensemble des enfants décédés a révélé plus de décès chez les garçons que chez les filles, ou qu'une importance culturelle portée sur la survie des garçons permet de retenir plus leurs âges aux décès que ceux des filles. On estime environ 118 garçons décédés pour 100 filles (en 2005), 112 garçons décédés pour 100 filles (en 2012) et 131 garçons décédés pour 100 filles (en 2018). Cet examen fait suspecter l'existence de mauvaise déclaration en 2005, en 2012 et en 2018. Trois sources d'erreurs peuvent être à l'origine de cette incohérence : opérations de codage ou de saisie ; erreurs commises sur le terrain par les enquêtrices ; difficulté pour les mères de retenir de mauvais souvenirs (décès d'un enfant).

Avec l'appui technique de Macro International Inc., l'INS-Guinée aurait pu contrôler les erreurs de codage ou de saisie. Certains agents de collecte commettent des erreurs sur le terrain en raison de l'incompréhension des instructions ou de la mauvaise transcription des vraies valeurs. Elles proviennent également des effets de mémoire des mères.

Graphique 3.1 : rapport de masculinité relatif à l'âge au décès des enfants

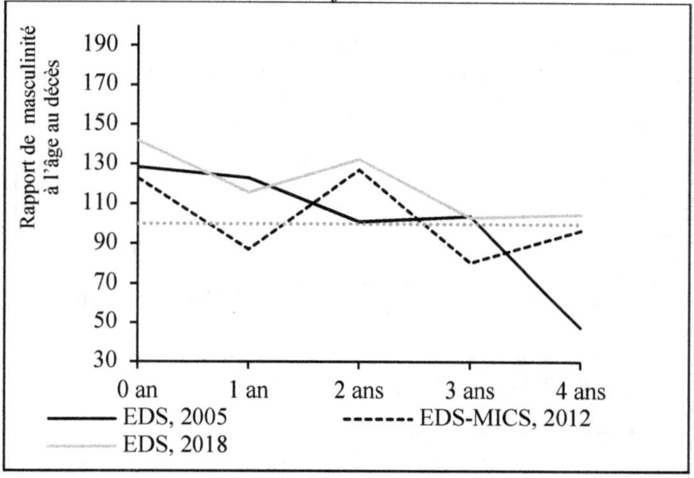

Source : Auteur

Evaluation des déclarations des nombres de naissances d'enfants nés vivants, survivants et décédés selon l'âge de la mère

Les rapports de masculinité pour l'ensemble des naissances vivantes sont acceptables, car ils répondent aux normes définies par les Nations Unies en 1985. Cependant, l'examen des rapports de masculinité à la naissance des enfants décédés présente des fluctuations qui présument les difficultés de déclaration des naissances. A cet effet, la qualité des déclarations des nombres de naissances est douteuse chez les enfants décédés et l'on est plus tenté de croire que le nombre de naissances est mieux connu chez les garçons décédés que chez les filles décédées.

S'agissant des nombres de naissances d'enfants nés vivants et/ou survivants, la qualité des déclarations est dans l'ensemble acceptable, car les rapports de masculinité à la naissance varient dans une fourchette faible. Le graphique des rapports de masculinités fait prévaloir un léger plus de garçons que de filles (nés vivants et/ou survivants). Les naissances masculines sont légèrement plus reportées que les naissances féminines chez les femmes âgées de 20 à 49 ans. Ainsi, le sexe pourrait jouer un rôle différentiel dans la déclaration des nombres de naissances des enfants nés vivants et/ou survivants.

Graphique 3.2 : évaluation des déclarations de nombres de naissances d'enfants nés vivants, survivants et décédés selon l'âge de la mère EDS 2005

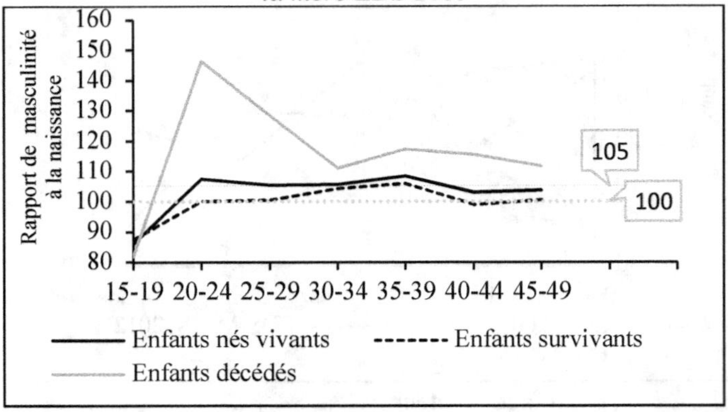

Graphique 3.3 : rapports de masculinité à la naissance des nombres d'enfants nés vivants, survivants et décédés selon l'âge de la mère EDS 2012

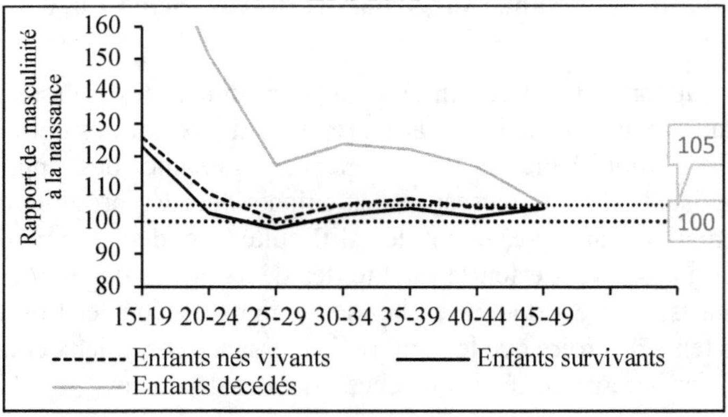

Graphique 3.4 : rapports de masculinité à la naissance des nombres d'enfants nés vivants, survivants et décédés selon l'âge de la mère EDS 2018

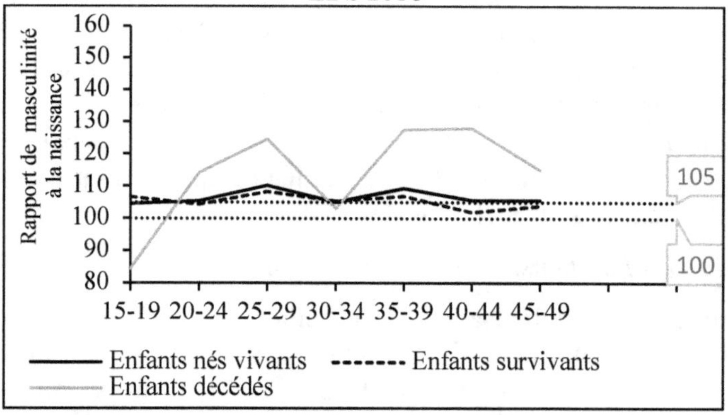

Evaluation des déclarations des dates de naissance des mères enquêtées

La qualité de déclaration des dates de naissance des mères enquêtées est examinée en calculant la proportion des mères dont le mois ou l'année de naissance est inconnu, et examiner l'existence des sous-déclarations pour certaines régions administratives et selon leur niveau d'instruction. Dans les EDS 2005, 2012 et 2018, le tri-à-plat montre que tous les mois et toutes les années de naissance sont connus. De même, on a eu des déclarations dans chaque région administrative, dans chaque milieu de résidence ou par niveau d'instruction de la mère. Ces résultats seraient dus aux opérations d'exploitation des données faites par ICF Macro International

3.3. Définition des variables opérationnelles

Cette section définit la variable dépendante et les variables indépendantes.

Variable dépendante

La mortalité des enfants de moins de 5 ans concerne les décès de 0 à 4 ans révolus. De ce fait, cet indicateur comporte deux modalités : 1 si l'enfant est décédé et 0 s'il est vivant.

Variables indépendantes au niveau régional

Niveau de pauvreté dans une région

Le niveau de pauvreté d'une région renvoie à la proportion des individus pauvres. Sur cette base, les régions sont classées en trois groupes de niveau de pauvreté : faible, moyen et élevé. Dans ce calcul, un individu est pauvre s'il vit dans un ménage très pauvre, pauvre ou moins pauvre. La détermination du niveau de vie du ménage se trouve plus bas.

Niveau d'alphabétisation dans une région

Le niveau d'alphabétisation d'une région est déterminé à partir de la proportion des individus alphabétisés. Sur la base de ces proportions, les régions sont classées en trois niveaux d'alphabétisation : faible, moyen et élevé. L'alphabétisation de la mère est retenue pour le calcul de l'indicateur sur la base de son rôle durant la petite enfance.

Couverture vaccinale des enfants dans une région

La couverture vaccinale s'appréhende par la proportion des enfants complètement vaccinés dans chaque région. Ceci classe les régions dans trois niveaux : faible, moyen et élevé.

Degré de fragmentation ethnique régional

Le degré de fragmentation ethnique régional correspond à la probabilité que deux individus choisis au hasard soient des ethnies différentes. Cet indicateur est calculé à l'image de la méthode de Alesina et al. (2002). Ceci revient à calculer la proportion de chacune des ethnies suivantes : peulh, malinké, soussou et forestier. Le degré de fragmentation ethnique d'une région « k » est calculé sur la base de la formule suivante :

$$DFE_k = 1 - \sum_{j=1}^{4} p_{kj}^2$$

Avec p_{kj} : correspond à la proportion de l'ethnie j dans la région k. La valeur 4 correspond au nombre d'ethnies en Guinée dans les 8 régions administratives. Par conséquent, les valeurs de « k » varient de 1 à 8. Enfin, les régions sont classées dans deux groupes : homogène et hétérogène.

Tableau 3.2 : opérationnalisation des concepts au niveau macro

Concepts théoriques	Variables contextuelles	Indicateurs statistiques	Modalités
Niveau macro : variables régionales			
Développement communautaire	Niveau régional de pauvreté	Proportion d'individus pauvres dans une région	1.Faible 2.Moyenne 3.Elevée
	Niveau régional d'alphabétisation des mères	Proportion de mères alphabétisées dans une région	1.Faible 2.Moyenne 3.Elevée
	Couverture vaccinale des enfants des régions	Proportion d'enfants complètement vaccinés dans une région	1.Faible 2.Moyenne 3.Elevée
Environnement culturel	Degré de fragmentation ethnique régional	Probabilité que deux individus choisis de façon aléatoire soient des ethnies différentes	0.Homogène 1.Hétérogène
Totaux (I)	4	4	11

Variables indépendantes au niveau du ménage

Niveau de vie du ménage

Le niveau de vie du ménage est déterminé sur la base des quintiles de bienêtre économique (Tableau 3.3). Ainsi, la description de la méthodologie de création de cet indicateur est présentée dans la suite.

Comportements sanitaires dans le ménage

Deux indicateurs résument les comportements sanitaires. L'un correspond au niveau de vaccination des enfants dans le ménage. La proportion d'enfants complètement vaccinés dans chaque ménage est calculée. Ces statistiques permettent de classer les ménages en trois niveaux : faible, moyen et élevé. Le second indicateur se construit en calculant la proportion d'enfants dans le ménage pour lesquels l'on a recherché les soins contre la fièvre ou la diarrhée. Ces proportions ont servi à classer les ménages en trois groupes : faible, moyen et élevé.

Milieu de résidence

Le milieu de résidence comporte le milieu urbain et le milieu rural.

Tableau 3.3 : opérationnalisation des concepts au niveau méso

Concepts	Variables	Indicateurs	Modalités
Situation socioéconomique du ménage	Niveau de vie du ménage.	Quintile de bienêtre économique du ménage.	1 : Très pauvre 2 : Pauvre 3 : Moins pauvre 4 : Riche 5 : Très riche
Comportement sanitaire	Niveau de vaccination complète des enfants du ménage.	Proportion d'enfants complètement vaccinés dans le ménage.	1 : Faible 2 : Moyenne 3 : Elevée
	Niveau de recours aux soins de santé contre la diarrhée/fièvre.	Proportion d'enfants dans le ménage selon le recours aux soins de santé contre la diarrhée ou la fièvre.	1 : Faible 2 : Moyenne 3 : Elevée
Contexte de résidence	Milieu de résidence.	Milieu de résidence	1 : Urbain 2 : Rural
Totaux (II)	**4**	**4**	**13**

Variables indépendantes au niveau individuel

Exposition de la mère aux médias

Les mères exposées aux médias sont celles qui, au moins une fois par semaine, lisent un journal ou un magazine, écoutent la radio ou regardent la télévision (INS, 2018a).

Age de la mère à l'accouchement

Dans les études de mortalité des enfants de moins de 5 ans, les groupes d'âge conventionnels des mères correspondent : 15-24 ans, 25-34 ans et 35-49 ans.

Niveau d'instruction de la mère

Le niveau d'instruction de la mère joue un rôle important dans les cinq premières années de la vie de l'enfant (Irie, 2002). Ce facteur est déterminant dans l'exposition des enfants aux décès. Sur la base du contexte de l'étude, le niveau d'instruction est composé des modalités suivantes : aucun niveau, primaire, secondaire et supérieur (Tableau 3.4).

Ethnie de la mère

L'ethnie de la mère comporte les modalités : malinké, peulh, soussou et forestier.

Sexe de l'enfant

Cet indicateur comporte les modalités suivantes : garçon et fille.

Rang de naissance de l'enfant

Le rang de naissance de l'enfant correspond à sa position par rapport à la naissance précédente. Sur la base du contexte de l'étude, le rang de naissance de l'enfant est regroupé comme suit : rang 1, rang 2-3, rang 4-6 et rang 7ou +.

Tableau 3.4 : opérationnalisation des concepts au niveau individuel

Concepts	Variables individuelles	Indicateurs statistiques	Modalités
Facteurs sociodémographiques et culturels	Exposition des mères aux médias	Exposition des mères aux médias	0 Exposée 1 Non exposée
	Age de la mère à l'accouchement	Groupe d'âge de la mère à l'accouchement	1 (15-24 ans) 2 (25-34 ans) 3 (35 ans et +)
	Rang de naissance	Position à la naissance par rapport à la naissance précédente	1 Rang 1 2 Rang 2-3 3 Rang 4-6 4 Rang 7+
	Instruction de la mère	Plus haut niveau d'étude	1 Aucun niveau 2 Primaire 3 Secondaire 4 Supérieur
	Ethnie de la mère	Ethnie de la mère	1 Soussou 2 Peulh 3 Malinké 4 Forestiers
	Sexe de l'enfant	Sexe de l'enfant	0 Masculin 1 Féminin
Totaux (III)	6	6	19

3.4. Cadre d'analyse de l'étude

Le cadre d'analyse renvoie aux hypothèses spécifiques auxquelles résultent le schéma d'analyse, la construction de l'indicateur du niveau de vie du ménage et la méthode d'analyse utilisée.

Hypothèses spécifiques

Les hypothèses spécifiques relatives à chaque période de l'étude sont les suivantes :

H1: L'hétérogénéité ethnique d'une région baisse l'exposition des enfants au décès ;

H2: Les tendances des décès des enfants baissent au fur et à mesure que le niveau de pauvreté diminue dans une région ;

H3: L'amélioration du niveau d'alphabétisation des mères dans les régions baisse les expositions des enfants aux décès ;

H4: L'amélioration du niveau de vie du ménage baisse les expositions des enfants aux décès ;

H5: L'amélioration du niveau des pratiques vaccinales et des recours aux soins de santé des enfants dans les ménages baisse les expositions aux décès ;

H6: Les enfants sont plus exposés aux décès dans les ménages en milieu rural qu'en milieu urbain ;

H7: Les enfants courent plus de risques de décéder chez les mères non exposées que celles exposées aux médias ;

H8: Les enfants sont plus exposés aux décès lorsque leurs mères sont non instruites que lorsqu'elles ont une instruction primaire ou plus ;

H9: Les enfants sont moins exposés aux décès chez les mères âgées de 25 à 34 ans que chez celles d'autres âges, y compris les mères adolescentes ;

H10: Les garçons sont plus exposés aux décès que les filles d'âge équivalent.

Le schéma d'analyse issu de ces hypothèses se présente comme suit :

Figure 3.1 : schéma d'analyse de la mortalité des enfants

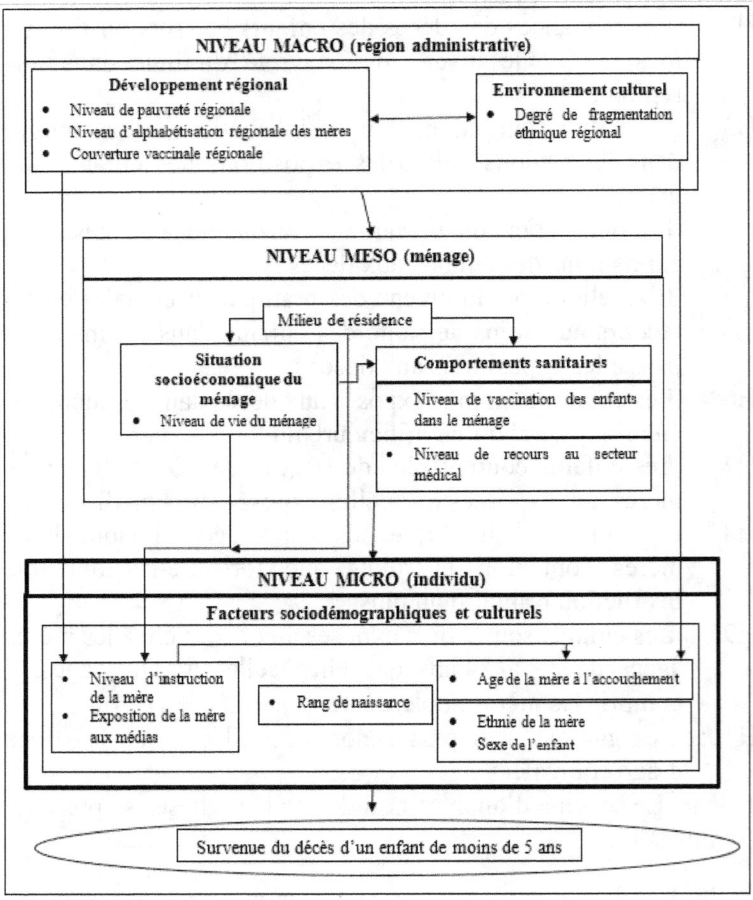

Création de l'indice du niveau de vie du ménage

La définition du niveau de vie d'un ménage est relative, car elle est associée à la satisfaction des besoins essentiels dans une société donnée. Elle varie d'une société à une autre et d'une période à une autre. Par conséquent, chaque société a son propre indicateur à un instant donné (Kobiane, 2004).

Choix de l'indicateur du niveau de vie non monétaire

La littérature économique distingue deux types de pauvreté : la pauvreté monétaire et la pauvreté non monétaire. L'approche monétaire détermine le niveau de vie des membres d'un ménage à partir de leurs revenus ou de leurs dépenses de consommation. Un « seuil de pauvreté » est fixé de sorte que tout individu dont le revenu est supérieur à ce seuil est classé dans la catégorie des riches.

Compte tenu des problèmes de mesure du seuil de pauvreté en Guinée, le niveau de vie est déterminé selon l'approche non monétaire. Ainsi, les individus d'un ménage sont pauvres s'ils sont désavantagés en matière de conditions d'existence. Cette approche surmonte les biais de déclaration liés à la collecte des données sur les revenus et sur les dépenses de consommation des individus.

Les analyses factorielles permettent de créer, avec une seule composante, un indicateur composite pour déterminer le niveau de vie d'un ménage. Cependant, l'utilisation d'une seule composante pour mesurer le niveau de vie du ménage éjecte une quantité non négligeable de données dans les critères de base de la méthodologie. Les biens des ménages à prendre en compte dans ce calcul sont parfois moins accessibles en milieu rural qu'en milieu urbain, ils sont non marchands ou subventionnés par l'Etat. Par exemple, l'accessibilité à l'électricité ou à l'eau de robinet. En effet, un problème de distinction des plus pauvres aux pauvres apparait en milieu rural (Rutstein, 2008). Pour pallier ces difficultés, l'indicateur du niveau de vie sera déterminé pour chacune des EDS, au niveau national, et en milieu urbain et rural, afin d'en déduire un indicateur plus proche de la réalité.

Analyse en composantes principales

L'analyse en composantes principales (ACP) vient de Karl Pearson en 1901 avant son application dans le domaine de la statistique par Hotelling en 1933 (Lebart, Morineau, & Piron, 1995). Elle permet de réduire une masse de données contenue dans plusieurs variables de type « variables-individus » en un nombre réduit de composantes (Durand, 2003). L'analyse en composantes principales fait partie des méthodes de détermination du niveau de vie des ménages les plus utilisées.

Dans cette étude, la première composante est retenue pour construire l'indice du niveau de vie du ménage. Compte tenu des conditions d'applications des ACP, les variables multimodales sont converties en variables-modalités binaires en regroupant les modalités conformément à la structure des questionnaires des EDS respectives.

En ce qui concerne la construction d'un indice combiné, la méthodologie consiste à calculer les scores au niveau national, urbain et rural. Par suite, la technique de régression permet de générer le score combiné qui tient compte des spécificités du milieu rural de l'urbain. A signaler aussi que le nombre de variables servant à la conception de cet indicateur augmente d'une EDS à la suivante. Ce choix se justifie par le fait que le type de biens possédés par les ménages varie au fil du temps. Par exemple, la variable possession de bétail ne se trouve pas dans l'EDS de 2005. Ainsi le nombre de variables a augmenté de l'EDS de 2005 à l'EDS de 2012 et puis à l'EDS de 2018.

Méthode d'estimation des quotients de mortalité

Bien que les interviews directes des mères âgées de 15 à 49 ans sur toutes leurs naissances comporteraient de biais, l'estimation directe des quotients de mortalité des enfants à l'aide de l'approche générationnelle, basée sur leurs histoires génésiques, produit des résultats plus acceptables que l'estimation indirecte. Ainsi, les quotients de mortalité sont calculés en divisant l'effectif des décès survenus au sein des enfants de moins de 5 ans à l'effectif des enfants soumis à la même durée d'exposition aux décès.

3.5. Méthodes d'analyse des données

Cette étude comporte une approche descriptive sur les méthodes de décomposition et l'analyse factorielle des correspondances multiples (AFCM), d'une part, et une approche explicative basée sur la régression logistique multiniveau, d'autre part.

Quotients de mortalité

Les quotients de mortalité des enfants de moins de 5 ans sont estimés pour les modalités de chaque variable indépendante. Ils sont comparés à travers les tests de proportion pour examiner la significativité et le sens de l'association entre le risque de décès et les variables. Mais, l'absence d'une analyse conjointe l'exposerait aux difficultés d'identification des relations fallacieuses.

Analyse factorielle des correspondances multiples

Dans le cadre de l'analyse descriptive multivariée, l'analyse factorielle des correspondances multiples permet de faire le profilage des enfants suivant leur exposition aux risques de décéder. La proximité et l'opposition des modalités faciliteraient la classification des groupes d'enfants suivant les axes factoriels.

Méthodes de décomposition

Etant un pays à faible revenu, la Guinée éprouve d'énormes difficultés financières en matière de santé des enfants. Les planificateurs expriment la nécessité de gérer plus efficacement les ressources disponibles, et ceci passerait par une connaissance très fine des leviers du changement de la mortalité des enfants (Eloundou, Giroux, & Tenikue, 2017).

Deux approches de décomposition sont développées. La première, appelée décomposition de base, met en exergue les sources de changement du niveau de la mortalité entre deux dates en effet de composition et en effet de comportement. L'effet de composition fait allusion au changement lié à une modification de la distribution de la sous-population des enfants entre les différentes régions administratives du pays. L'effet de comportement concerne les variations imputées aux changements de comportements ou de performance. La seconde, une démarche de décomposition avancée, partage l'effet de comportement entre la performance de base, l'effet de changement de l'effet de la variable explicative, l'effet de changement du niveau de la variable explicative et l'effet résiduel.

La politique de santé détermine la performance du système de santé ; la politique de l'éducation détermine les comportements des individus susceptibles d'influencer les risques de décès des enfants ; la politique de lutte contre la pauvreté est l'ensemble des actions en faveur des couches sociales les plus vulnérables pour améliorer leur santé au sein de la population ; la politique économique détermine la création de la richesse nationale, sa répartition et sa redistribution au sein de la population. Enfin, ces différentes politiques affectent les différentes sources de changement du niveau de la mortalité des enfants entre les EDS 2005 et 2012 puis entre les EDS 2012 et 2018.

Figure 3.2 : relation entre les leviers politiques et les résultats des décompositions

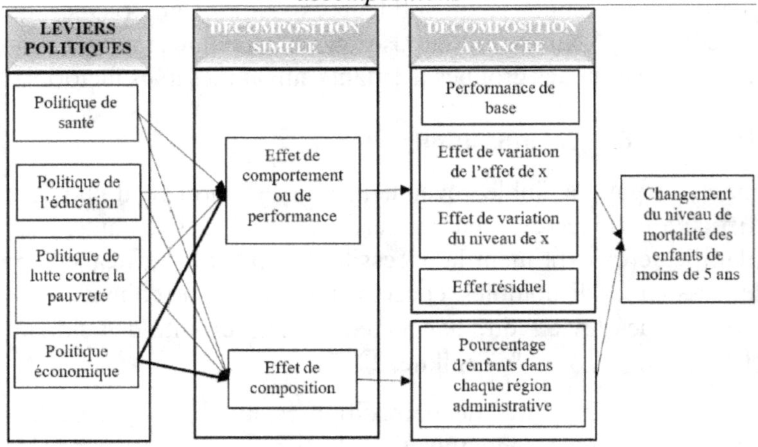

Les risques de mortalité des enfants et les variables indépendantes se notent respectivement par Y et X. Les notations en majuscules se font pour les variables mesurées au niveau national et les notations en minuscules pour les variables mesurées au niveau régional.

α : correspond à la constante ; β : accroissement marginal du risque de décès Y (ou y) lorsque X (ou x) augmente d'une unité ; ε : terme d'erreur.

W : correspond au facteur de pondération ; j : indexe le groupe ; t : indexe le temps.

Δ : changement historique observé au sein du risque de décès des enfants entre deux années ; $\bar{z}$: moyenne historique de la variable z entre les périodes t et $t+h$ se note par

$$\bar{z} = \frac{1}{2}\left(z_t + z_{t+1}\right)$$

La variable de classification correspond à la région administrative, car les programmes actuels de population et de développement sont mis en œuvre au niveau régional. Dans cette décomposition, le risque de mortalité infanto-juvénile est une agrégation des risques de mortalité infanto-juvénile des huit régions avec une pondération par les effectifs relatifs d'enfants nés vivants dans ces régions (w_j).

$$Y = f\left(y_j, w_j\right) \Rightarrow Y = \sum_{j=1}^{8} w_j y_j$$

$$\Delta Y_t = \underbrace{\sum_{j=1}^{8} \bar{y}_j . \Delta w_j}_{\text{effet de composition}} + \underbrace{\sum_{j=1}^{8} \bar{w}_j . \Delta y_j}_{\text{effet de performance ou de comportement}}$$

L'effet de composition estime la part du changement du risque de mortalité au niveau national liée au changement dans la composition de la population soumise au risque. Un changement différencié des effectifs d'enfants soumis au risque de décéder dans les régions affecte le risque de mortalité au niveau national, car certaines régions sont plus vulnérables que d'autres. Quant à l'effet de comportement ou de performance, il indique le changement réel du risque de mortalité des enfants dans une ou plusieurs régions (Eloundou, Giroux, & Tenikue, 2017). Il estime la part du changement qui résulte des changements de comportement (ou performance).

Bien que cette décomposition bénéficie d'une simplicité, elle ne présente pas les facteurs à la base de la modification des comportements. A ce sujet, la combinaison avec la décomposition de régression, sophistiquée et compliquée, fournit plus de détails (Eloundou, Giroux, & Tenikue, 2017).

Dans une démarche de décomposition avancée, on a la possibilité de décomposer séparément ou simultanément les deux effets de la décomposition de base dans le but d'obtenir d'autres extensions afin de pallier les limites éventuelles de l'application de la décomposition simple.

$$\Delta Y_t = \underbrace{\sum_{j=1}^{8} \overline{y}_j.\Delta w_j}_{\textit{effet de composition}} + \underbrace{\sum_{j=1}^{8} \overline{w}_j.\Delta y_j}_{\textit{effet de performance ou de comportement}}$$

Le comportement des individus dans une région (j) se décrit par la relation suivante :

$$y_j = \alpha + \beta x_j + \varepsilon_j$$

L'application de la relation de changement historique entre deux périodes s'écrit :

$$\Delta y_j = \Delta\alpha + \overline{x}_j \Delta\beta + \overline{\beta}\Delta x_j + \Delta\varepsilon_j$$

L'application des opérations de substitution renvoie aux relations suivantes :

$$\Delta Y_t = \underbrace{\sum_{j=1}^{8} \overline{y}_j.\Delta w_j}_{\textit{Effet de composition}} + \underbrace{\sum_{j=1}^{8} \overline{w}_j.\left(\Delta\alpha + \overline{x}_j\Delta\beta + \overline{\beta}\Delta x_j + \Delta\varepsilon_j\right)}_{\textit{Effet de performance}}$$

$$\Delta Y_t = \underbrace{\sum_{j=1}^{8} \overline{y}_j.\Delta w_j}_{\textit{Effet de composition}} + \underbrace{\sum_{j=1}^{8} \overline{w}_j.\Delta\alpha}_{EP_1} + \underbrace{\sum_{j=1}^{8} \overline{w}_j\overline{x}_j\Delta\beta}_{EP_2} + \underbrace{\sum_{j=1}^{8} \overline{w}_j\overline{\beta}\Delta x_j}_{EP_3} + \underbrace{\sum_{j=1}^{8} \overline{w}_j\varepsilon_j}_{EP_4}$$

EP_1 : Performance de base ; EP_2 : Effet de changement de l'effet de x ; EP_3 : Effet de changement du niveau de x ; EP_4 : Effet résiduel ou expliqué.

Régression logistique multiniveau

Dans ce travail, la régression logistique multiniveau renvoie à la spécification de 5 modèles. Le modèle vide ne comporte aucun facteur explicatif. Il teste la pertinence de la prise en compte des effets du contexte dans la régression. Le modèle vide sert de cadre de référence pour l'interprétation des résultats des autres modèles (Nganawara D. , 2016; Bringe & Golaz, 2017). Il décompose la variance totale de la mortalité afin d'examiner la part de cette variance attribuable aux caractéristiques des ménages et celle attribuable aux caractéristiques des régions.

$$\ln\left[\frac{P(Y_{ijk}=1)}{1-P(Y_{ijk}=1)}\right]=\beta_0+u_k+v_{jk}+\varepsilon_{ijk} \quad ;$$

Avec $u_k \sim\succ \aleph\left(0,\sigma_u^2\right); \quad v_{jk} \sim\succ \aleph\left(0,\sigma_v^2\right); \quad \varepsilon_{ijk} \sim\succ \aleph\left(0,\sigma_\varepsilon^2\right)$

La variance totale est la somme des variances des niveaux (individu, ménage et région). Dans la régression logistique multiniveau, la variance du niveau individuel égale à :

$$\sigma_\varepsilon^2=\frac{\pi^2}{3}$$

Le modèle individuel renvoie à l'introduction des variables individuelles dans le modèle vide afin de dégager les effets de ces dernières sur la variabilité intergroupe. Il permet d'apprécier l'effet des caractéristiques individuelles dans la variation de l'hétérogénéité intergroupe. Ceci permet de distinguer l'effet du contexte de l'effet de composition.

$$\ln\left[\frac{P(Y_{ijk}=1)}{1-P(Y_{ijk}=1)}\right]=\beta_0+\beta_1 x_{ijk}+u_k+v_{jk}+\varepsilon_{ijk}$$

Le modèle familial obtenu en introduisant les caractéristiques du ménage dans le modèle vide permet de dégager l'effet fixe de chaque facteur lié au ménage sur la récurrence des décès des enfants. Le modèle régional, introduction des caractéristiques des régions dans le modèle vide, met en évidence l'effet fixe de chaque variable régionale sur la survenue des décès des enfants. Le modèle complet renvoie à l'introduction de toutes les variables indépendantes des différents niveaux d'agrégation (individu, ménage et région).

$$\ln\left[\frac{P(Y_{ijk}=1)}{1-P(Y_{ijk}=1)}\right]=\beta_0+\beta_1 x_{ijk}+\beta_2 x_{jk}+\beta_3 x_k+u_k+v_{jk}+\varepsilon_{ijk}$$

Les coefficients des modèles sont interprétés en « odds ratios ». La hiérarchisation des facteurs explicatifs selon le niveau de contribution se fait en comparant le *Khi-2 du modèle saturé* à celui du même *modèle saturé retiré du facteur explicatif concerné* en pourcentage de variation. Et bien avant l'interprétation des odds ratios, le test d'adéquation globale du modèle se fait à travers le test de « Khi-2 » et la significativité de chaque variable se teste au seuil de 5 %.

L'objectif de ce chapitre était de présenter le cadre méthodologique de l'étude. Les résultats d'évaluation de la qualité des données de l'étude sont bons. Ensuite, la régression logistique multiniveau est la mieux appropriée pour l'atteinte des objectifs de l'étude. Enfin, le chapitre suivant renvoie à la description de la récurrence des décès d'enfants selon les caractéristiques individuelles et contextuelles retenues.

Chapitre 4 : analyse différentielle de l'évolution de la mortalité des enfants de moins de 5 ans

Les quotients de mortalité des enfants de moins de 5 ans sont calculés pour analyser les niveaux et les évolutions des risques liés aux caractéristiques individuelles et contextuelles. Le profil des enfants fortement exposés aux décès est dressé et les sources de variations de ces risques sont identifiées sur la base des méthodes de décomposition.

4.1. Risques de mortalité pour les périodes de 5 ans avant l'enquête

Les résultats de l'estimation des quotients de mortalité montrent que, pour les 15 années avant l'EDS 2005, le risque encouru durant les 5 années de la naissance est passé de 239 à 211 décès pour 1000 naissances vivantes entre 1993 et 1998 avant d'atteindre 163 en 2003. S'agissant de l'EDS 2012, le risque a baissé de 152 à 143 entre 2000 et 2005, et puis à 123 décès pour 1000 naissances vivantes en 2010. Dans l'EDS 2018 met en exergue une baisse du risque de 117 à 105 entre 2006 et 2011, mais une hausse de 105 à 111 décès pour 1000 naissances vivantes entre 2011 et 2016. Une baisse temporaire des décès juvéniles est observée (Tableau 4.1).

Tableau 4.1 : évolution des risques de décès des enfants de moins de 5 ans pour les périodes de cinq ans qui précèdent l'enquête

Années avant l'enquête	Quotient de mortalité infantile			Quotient de mortalité juvénile			Quotient de mortalité infanto-juvénile		
	2005	2012	2018	2005	2012	2018	2005	2012	2018
0-4	91	67	67	79	60	48	163	123	111
5-9	126	85	63	97	64	45	211	143	105
10-14	127	81	60	128	77	60	239	152	117
15-19	130	114	72	127	85	70	241	189	137
20-24	148	117	83	144	110	72	271	214	149

4.2. Risques en fonction des caractéristiques individuelles

L'analyse porte sur les facteurs génésiques et maternels.

Facteurs génésiques

Evolution des risques en fonction du sexe

Les garçons sont significativement plus exposés au décès que les filles, quelle que soit la période considérée. En plus, les tendances révèlent une baisse des risques (Graphique 4.1).

Graphique 4.1 : évolution des risques en fonction du sexe

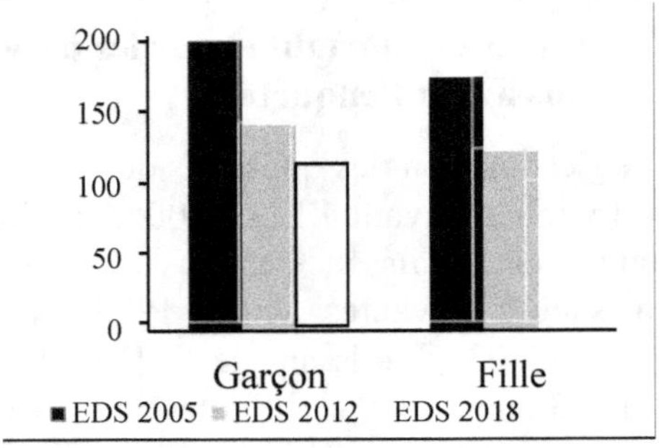

Evolution des risques en fonction du rang de naissance

Les risques de décès s'accroissent significativement au fur et à mesure que le rang de naissance devient élevé jusqu'aux 4-6ème rang dans les EDS 2005 et 2018. Ils ont baissé pour les rangs de naissance inférieurs à 7 entre 2005 et 2018. Ils ont augmenté chez les naissances de 7ème rang ou plus entre 2005 et 2012 avant de baisser (Graphique 4.2).

Graphique 4.2 : évolution des risques en fonction du rang de naissance

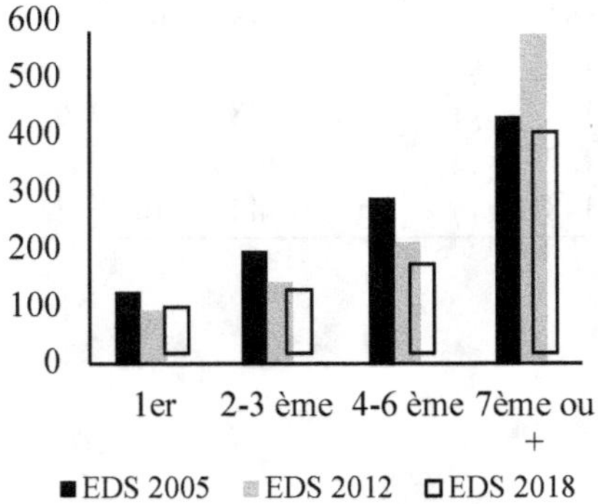

Risques de décès des enfants en fonction des facteurs maternels

Evolution des risques en fonction de l'exposition aux médias

Les enfants courent plus de risques de décéder chez les mères non exposées que chez les exposées aux médias dans l'EDS 2005. Dans les autres EDS, les différences de risque ne sont pas significatives. Mais, ces risques ont baissé au fil du temps (Graphique 4.3).

Graphique 4.3 : évolution des risques de décès des enfants de moins de 5 ans en fonction de l'exposition des mères aux médias

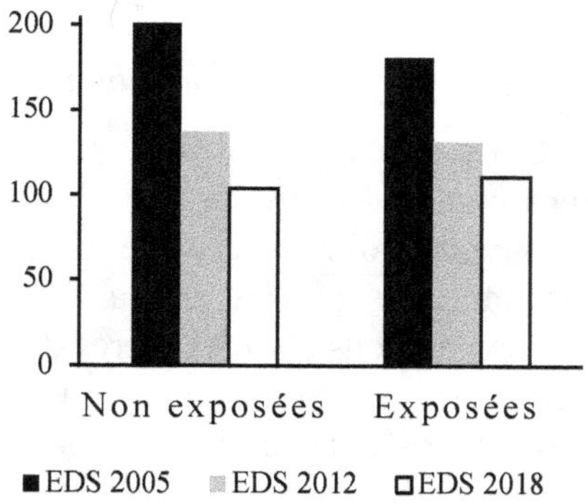

Evolution des risques en fonction de l'âge de la mère

Les différences de risques entre les enfants de mères d'âges 15-24 ans et 25-34 ans ne sont pas significatives, et les enfants des mères d'âges 35-49 ans sont significativement les plus exposés aux décès. En outre, les décès ont baissé indépendamment des âges des mères, surtout chez les enfants de mères âgées de 35 à 49 ans sur toute la période (Graphique 4.4).

Graphique 4.4 : évolution des risques de décès des enfants de moins de 5 ans en fonction de l'âge de la mère

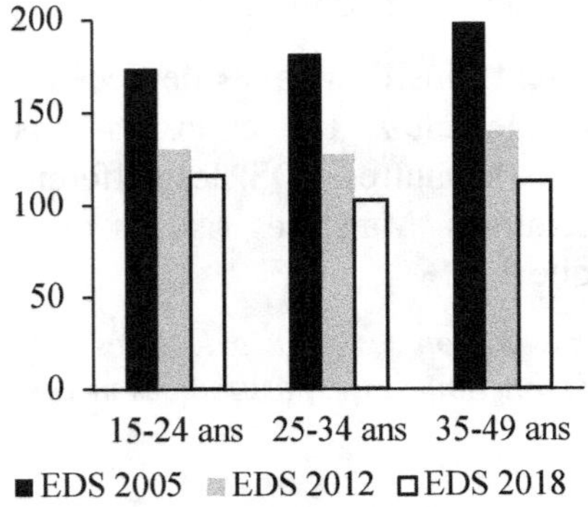

Evolution des risques en fonction du niveau d'instruction

Les risques de décès d'enfants ne sont pas différents entre les mères sans niveau d'instruction et de niveau primaire. Mais les enfants courent moins de risque chez les mères de niveau secondaire que de niveau primaire. Avec l'EDS 2012, les différentes expositions chez les mères de niveau secondaire et de niveau supérieur ne sont pas significatives. Pourtant, avec l'EDS 2018, les différences existent chez les enfants de mères de niveau supérieur par rapport aux mères de niveau secondaire. De 2005 à 2018, les risques de décès ont baissé, surtout sur la période 2005-2012 (Graphique 4.5).

Graphique 4.5 : évolution des risques de décès des enfants de moins de 5 ans en fonction du niveau d'instruction de la mère

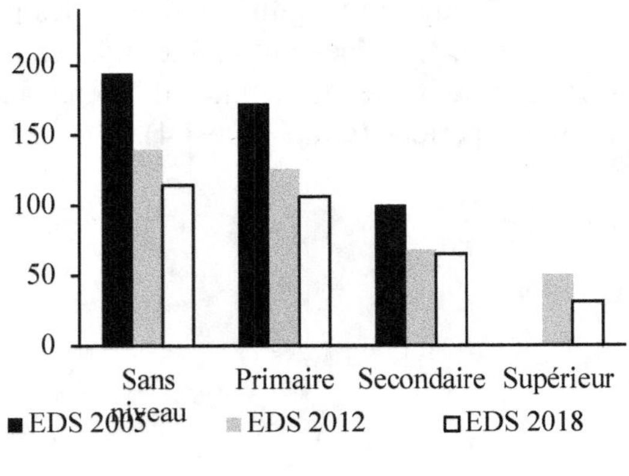

Evolution des risques en fonction de l'ethnie de la mère

Avec les données des EDS 2005 et 2012, l'on ne trouve pas de différences significatives de risque de décès des enfants de moins de 5 ans issus des mères soussous et ceux des peulhs. Mais, les risques sont significativement plus élevés chez les enfants de mères malinkés que peulhs. Ces enfants sont significativement moins exposés avec l'EDS 2005 mais plus exposés dans l'EDS 2012 chez les mères malinkés que forestières. S'agissant de l'EDS 2018, aucune différence significative n'est observée entre les enfants issus des mères d'ethnies différentes.

Par ailleurs, l'exposition des enfants au décès a baissé dans tous les groupes ethniques. De 2005 à 2012, ce sont les enfants issus des mères d'ethnie forestière qui ont plus bénéficié de cette baisse que d'autres (Graphique 4.6).

Graphique 4.6 : évolution des risques de décès des enfants de moins de 5 ans en fonction de l'ethnie des mères

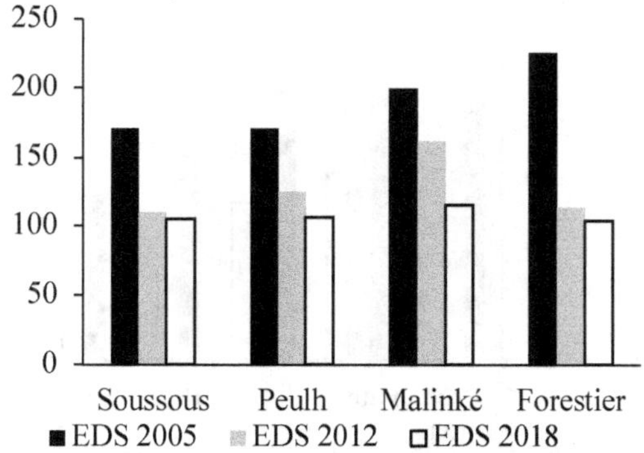

4.3. Risques de mortalité des enfants de moins de 5 ans en fonction des caractéristiques du ménage

Les caractéristiques familiales comprennent la situation socioéconomique du ménage et les comportements sanitaires.

Risques en fonction du niveau de vie du ménage

Sur la base des EDS 2005 et 2012, les différences d'exposition aux risques de décès des enfants ne sont pas significatives entre les ménages très pauvres, pauvres et moins pauvres, et une diminution significative des expositions n'apparait que lorsque le niveau de vie du ménage passe d'un état moins pauvre vers un niveau de vie supérieur. Pourtant, avec l'EDS 2018, une diminution significative du risque de mortalité s'obtient lorsque le niveau de vie du ménage passe d'un niveau pauvre vers une situation supérieure.

En ce qui concerne l'évolution, les risques ont baissé indépendamment du niveau de vie du ménage. Entre 2005 et 2012, cette baisse était plus poussée dans les ménages riches (-62 points) et moins pauvres (-60 points) que dans les autres ménages. Pourtant, entre 2012 et 2018, elle était plus marquée dans les ménages très pauvres (-35 points) et riches (-35 points) qu'ailleurs (Graphique 4.7).

Graphique 4.7 : évolution des risques de décès des enfants de moins de 5 ans en fonction du niveau de vie du ménage

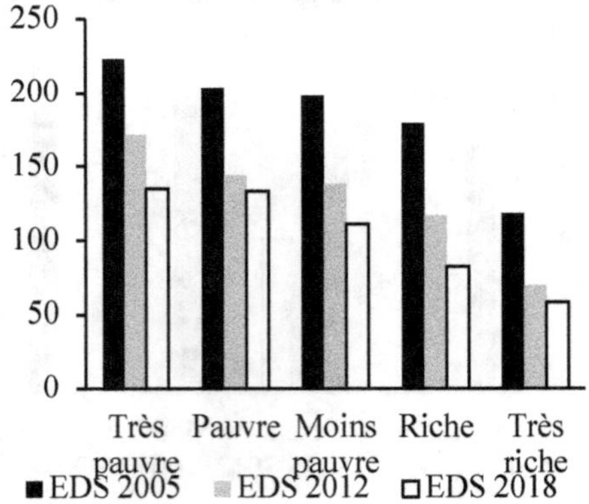

Risques en fonction des comportements sanitaires

Evolution des risques en fonction du comportement vaccinal des ménages

Les différences de risques de décès d'enfants observées entre les différents niveaux de comportement vaccinal des ménages ne sont pas significatives. Ces risques ont baissé indépendamment des niveaux de vaccination (Graphique 4.8).

Graphique 4.8 : évolution des risques de décès des enfants de moins de 5 ans en fonction du comportement vaccinal des ménages

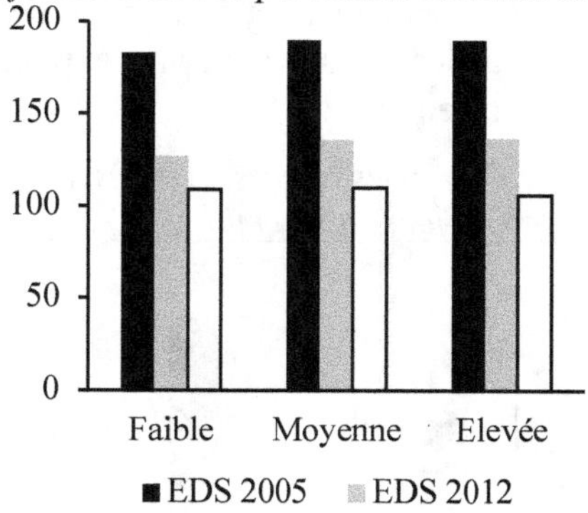

Evolution des risques de décès des enfants en fonction du niveau de recours du ménage au secteur médical

Les enfants sont plus exposés aux décès dans les ménages à faible recours aux soins qu'ailleurs, mais les expositions diffèrent entre les ménages de recours moyen et de recours élevé dans les EDS 2005 et 2012. Avec l'EDS 2018, ces différences ne sont pas significatives entre les ménages. Ces risques ont baissé entre 2005 et 2018 (Graphique 4.9).

Graphique 4.9 : évolution des risques de décès des enfants de moins de 5 ans en fonction du niveau de recours du ménage au secteur médical

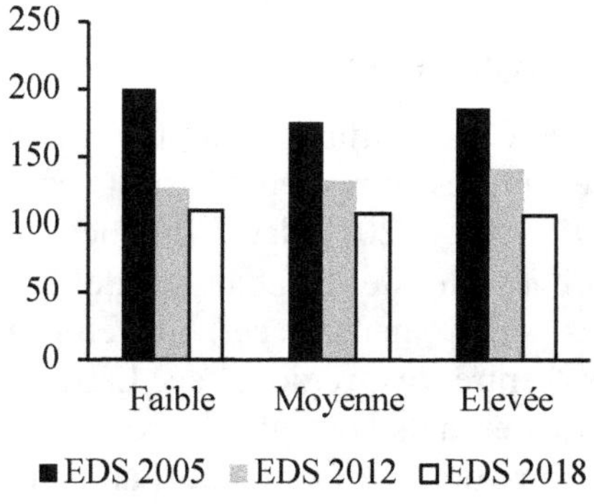

Evolution des risques en fonction du milieu de résidence

Les risques de décès d'enfants sont à la baisse en milieu rural et en milieu urbain, mais les enfants sont plus exposés aux décès en milieu rural qu'en milieu urbain.

Graphique 4.10 : évolution des risques de décès des enfants de moins de 5 ans en fonction du milieu de résidence

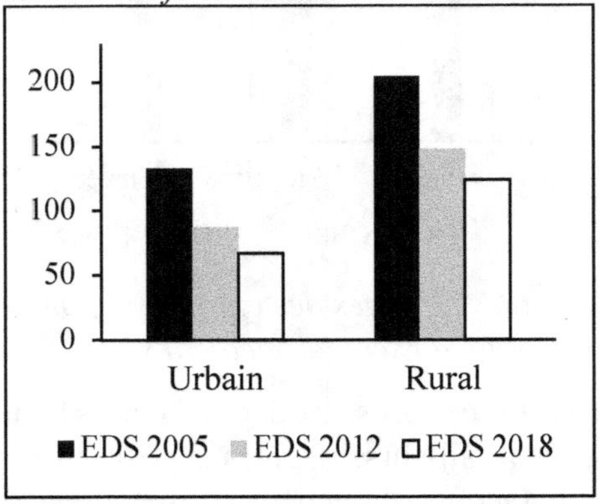

4.4. Risques de mortalité des enfants de moins de 5 ans en fonction des caractéristiques régionales

L'analyse différentielle de l'évolution des risques de décès des enfants de moins de 5 ans porte sur les régions, le développement régional et le degré de fragmentation ethnique.

Risques en fonction des régions

Les risques de décès d'enfants sont plus faibles dans la région de Conakry que dans les autres régions sur la période des trois EDS. Dans les EDS 2005 et 2018, les différences de risques entre les régions de Faranah, de Kankan et de Kindia ne sont pas significatives. De même, ces différences ne sont pas significatives entre les régions de Labé, de Mamou et de Nzérékoré. Les enfants sont plus exposés au risque de décéder dans les régions de Nzérékoré, de Faranah, de Kankan et de Kindia que dans les autres régions. Avec l'EDS 2012, ils sont plus exposés aux décès dans les régions de Kankan (194 ‰), de Faranah (163 ‰) et de Labé (141 ‰) qu'ailleurs.

De 2005 à 2018, la baisse des risques est observée dans toutes les régions sauf dans la région de Boké où l'on a enregistré une légère hausse entre 2012 et 2018. De 2005 à 2012, la baisse est plus marquée dans la région de Nzérékoré et moins marquée dans la région de Conakry qu'ailleurs. Cependant, de 2012 à 2018, ce sont les régions de Mamou, de Faranah et de Kankan qui ont enregistré plus de baisses que les autres. Dans l'ensemble, ce sont les régions de Nzérékoré et de Mamou qui ont enregistré plus de baisses de risques de décès d'enfants entre 2005 et 2018 que les autres régions (Graphique 4.11).

Sauf la région de Boké, les régions se caractérisent par une baisse des tendances de l'insuffisance pondérale à la naissance et du retard de croissance chez les enfants. Les conditions climatiques en lien avec la santé des enfants sont également différentes d'une région à une autre. De même, le nombre d'enfants par femme a différemment baissé au fil du temps dans ces régions ce qui réduit les risques de décès.

Graphique 4.11 : évolution des risques de décès des enfants de moins de 5 ans en fonction de la région

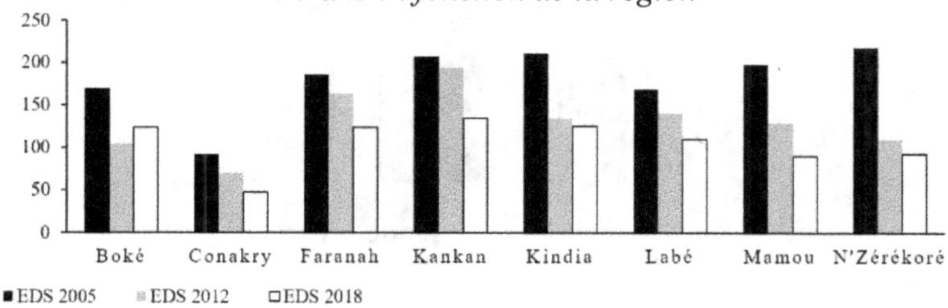

Risques en fonction du niveau de développement régional

Le niveau de développement régional regroupe le niveau de pauvreté, d'alphabétisation des mères et de couverture vaccinale des enfants.

Evolution des risques de décès des enfants en fonction du niveau de pauvreté de la région

Avec les données des EDS 2005 et 2012, les risques de décès des enfants sont significativement plus élevés dans les régions de niveau de pauvreté moyen que dans celles de niveau de pauvreté faible. Cependant, aucune différence significative n'est observée entre les régions de niveau de pauvreté moyen et celles de niveau de pauvreté élevé. S'agissant de l'EDS 2018, l'écart de risque d'exposition aux décès n'est pas significatif entre les régions de niveau de pauvreté faible et celles de niveau de pauvreté moyen, mais les enfants sont significativement plus exposés aux décès dans les régions de niveau de pauvreté élevé que dans celles de niveau de pauvreté moyen.

L'évolution de ces indicateurs de 2005 à 2018 met en exergue une baisse continue des risques de décès des enfants, quel que soit le niveau de pauvreté. En plus, de 2005 à 2012, la baisse du risque est davantage prononcée pour le niveau de pauvreté faible que d'autres (Graphique 4.12). Les risques de décès infantiles et juvéniles ont également baissé.

Graphique 4.12 : évolution des risques de décès des enfants de moins de 5 ans en fonction du niveau de pauvreté régionale

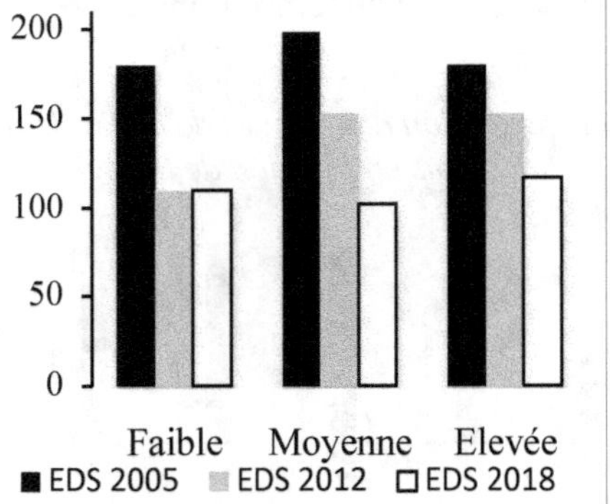

Evolution des risques de décès des enfants en fonction du niveau d'alphabétisation régionale des mères

L'absence de différences significatives des risques de décès d'enfants se constate entre les régions d'alphabétisation faible et moyenne avec les données des EDS 2005 et 2018. Toutefois, avec les données de l'EDS 2012, le risque est significativement plus élevé dans les régions d'alphabétisation faible que dans celles d'alphabétisation moyenne. Avec les trois EDS, les enfants sont significativement moins exposés aux décès dans les régions d'alphabétisation élevée que dans les autres régions.

Le risque de décès des enfants de moins de 5 ans a baissé d'une période à une autre, quel que soit le niveau d'alphabétisation régionale. De 2005 à 2012, la baisse du risque est plus élevée dans les régions d'alphabétisation moyenne que dans les autres régions. Cependant de 2012 à 2018, la baisse du risque de décès des enfants est plus importante dans les régions de faible niveau d'alphabétisation que dans les autres régions. S'agissant de la baisse cumulée le long de la période d'analyse, la forte baisse du risque est observée dans les régions d'alphabétisation faible et d'alphabétisation moyenne (Graphique 4.13). Ces tendances à la baisse sont également visibles dans les risques de décès infantiles et juvéniles.

Graphique 4.13 : évolution des risques de décès des enfants de moins de 5 ans en fonction du niveau d'alphabétisation régionale des mères

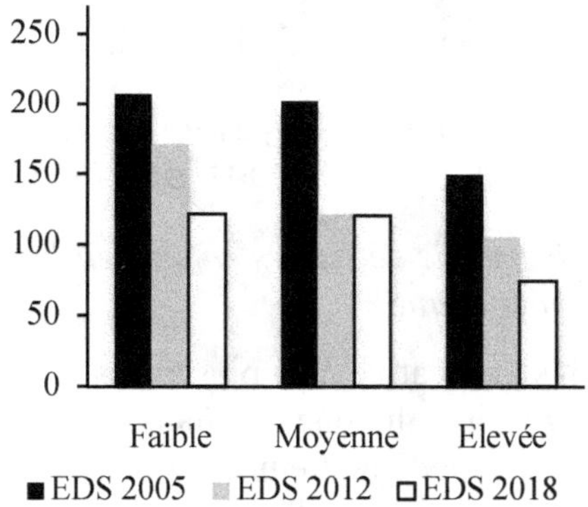

Evolution des risques de décès des enfants en fonction du niveau de couverture vaccinale des régions

Les différences de risque de décès d'enfants observées entre les différents niveaux de couverture vaccinale régionale ne sont pas significatives, durant la période de l'EDS 2005. S'agissant de l'EDS 2012, la différence observée n'est pas significative entre les régions de couverture vaccinale faible et moyenne. Cependant, les enfants sont moins exposés aux décès dans les régions de couverture élevée que dans celles de couverture moyenne. Pourtant, avec l'EDS 2018, la différence d'exposition aux risques de décès n'est pas significative entre les régions de couverture vaccinale faible et moyenne. Mais l'exposition au décès est moins élevée dans les régions de couverture élevée qu'ailleurs. Par ailleurs, les risques de décès des enfants ont baissé dans toutes les régions au fil du temps, quelle que soit la couverture vaccinale. La baisse du risque est plus rapide dans les régions de couverture vaccinale élevée qu'ailleurs (Graphique 4.14).

Graphique 4.14 : évolution des risques de décès des enfants de moins de 5 ans en fonction du niveau de couverture vaccinale des régions

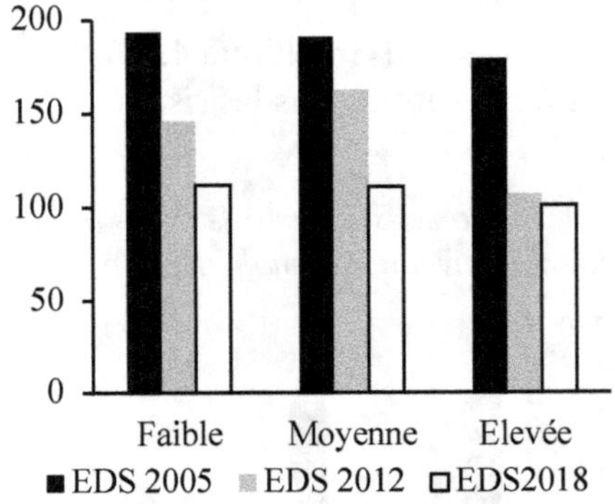

Evolution des risques de décès des enfants en fonction du degré de fragmentation ethnique

Les enfants sont significativement plus exposés au décès dans les régions à homogénéité ethnique que dans celles à hétérogénéité ethnique durant la période de l'étude (Graphique 4.15). En plus, ce risque de décès a continuellement baissé au fil du temps, surtout dans les régions à hétérogénéité ethnique.

Graphique 4.15 : évolution des risques de décès des enfants de moins de 5 ans en fonction du degré de fragmentation ethnique des régions

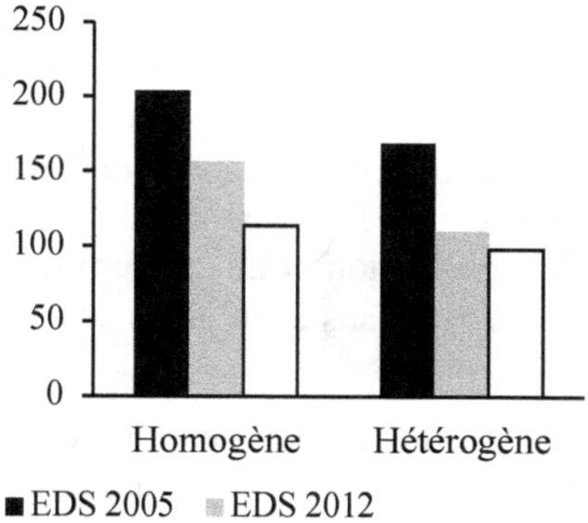

4.5. Profilage des enfants de moins de 5 ans

Le profilage des enfants de moins de 5 ans est dressé avec l'AFCM. Les variables sont retenues sur la base de l'analyse discriminante.

Caractérisation des axes factoriels

Dans cette étude, deux axes factoriels sont retenus pour le profilage des enfants de moins de 5 ans.

Premier axe factoriel

Dans l'EDS 2005, les enfants les plus exposés aux décès sont dans les ménages pauvres et originaires des régions à degré de fragmentation ethnique homogène. Ils sont dans les régions de pauvreté élevée et d'alphabétisation moyenne avec une couverture vaccinale faible. Ces enfants se trouvent dans les régions de Labé et de Mamou, notamment en milieu rural. A l'opposé, les enfants les moins exposés aux décès sont dans les ménages très riches, dans les régions à degré de fragmentation ethnique hétérogène avec un niveau élevé d'alphabétisation régionale. La couverture vaccinale de leur région est moyenne. Ils sont localisés en milieu urbain.

Dans l'EDS 2012, les enfants les plus exposés aux décès sont issus des mères non instruites et non exposées aux médias. Ils vivent dans les ménages très pauvres, dans les régions moyennement pauvres avec une alphabétisation régionale faible. Pourtant, la couverture vaccinale de leur région est moyenne. Ils vivent en milieu rural dans les régions de Faranah, de Kankan et de Labé. A l'opposé, les enfants les moins exposés aux décès sont issus des mères exposées aux médias, ayant un niveau d'instruction primaire ou plus. Ils sont dans les ménages très riches, dans les régions faiblement pauvres. Leurs régions ont des niveaux d'alphabétisation et de couverture vaccinale élevés. Ils sont en milieu urbain dans les régions de Conakry, de Boké et de Kindia.

Dans l'EDS 2018, les enfants les plus exposés aux décès sont issus des mères non exposées aux médias, des ménages moins pauvres ou très pauvres, des régions homogènes sur le plan ethnique. Le niveau de pauvreté dans leurs régions est élevé avec un niveau d'alphabétisation moyen. Ils sont en milieu rural dans les régions de Labé et de Mamou. A l'opposé, les enfants les moins exposés aux décès sont issus des mères de niveau d'instruction primaire ou plus, exposées aux médias, dans les ménages très riches, dans les régions hétérogènes sur le plan ethnique, faiblement pauvres et une alphabétisation régionale moyenne. La couverture vaccinale dans leurs régions est élevée. Ils se trouvent dans la région de Conakry.

Deuxième axe factoriel

Dans l'EDS 2005, les enfants dans les ménages moins pauvres et riches se trouvent dans les régions de Kankan et de Kindia, caractérisées par de faibles niveaux d'alphabétisation et de pauvreté. A l'opposé, ceux des ménages pauvres sont dans la région de Nzérékoré, caractérisée par un niveau de pauvreté moyen, d'alphabétisation faible et de couverture vaccinale élevée.

Dans l'EDS 2012, les enfants de moins de 5 ans dans les ménages riches sont dans la région de Mamou, caractérisée par une homogénéité ethnique avec une couverture vaccinale faible. A l'opposé, les enfants dans les ménages pauvres et moins pauvres sont dans les régions de degré de fragmentation ethnique hétérogène, de niveau de pauvreté élevée et d'alphabétisation moyenne.

Dans l'EDS 2018, les enfants de moins de 5 ans dans les ménages riches sont dans les régions de Kankan et de Kindia, caractérisées par une alphabétisation faible et une couverture vaccinale faible. A l'opposé, les enfants localisés dans les ménages pauvres sont dans les régions de Boké, de Faranah et de Nzérékoré, caractérisées par une pauvreté moyenne, une alphabétisation élevée et une couverture vaccinale moyenne.

Contributions et signes des axes factoriels

La statistique d'Alpha de Cronbach étant très élevée, le profilage des enfants à partir des différents facteurs était pertinent.

Tableau 4.2 : contributions et signes des axes factoriels EDS 2005

Variable-modalités	Axe 1		Axe 2	
	Négatif	Positif	Négatif	Positif
Survenue du décès d'un enfant				
Vit	0,002			
Décédé		0,002		
Niveau de vie du ménage				
Très pauvre		0,06		
Pauvre			0,005	
Moyen pauvre				0,036
Riche				0,09
Très riche	0,14			
Degré de fragmentation ethnique régional				
Homogène		0,859		
Hétérogène	0,855			
Ethnie de la mère				
Soussous	0,224			
Peulh		0,058		
Malinké				0,047
Forestier			0,448	
Niveau de pauvreté régionale				
Faible				0,439
Moyen			0,505	
Elevé		0,499		
Niveau d'alphabétisation régionale des mères				
Faible				0,639
Moyen			0,524	
Elevé	0,605			
Niveau de couverture vaccinale régionale				
Faible		0,691		
Moyen	0,552			
Elevé			0,492	

Variable-modalités	Axe 1		Axe 2	
	Négatif	Positif	Négatif	Positif
Régions administratives				
Boké	0,187			
Conakry	0,139			
Faranah	0,133			
Kankan				0,222
Kindia				0,204
Labé		0,254		
Mamou		0,189		
Nzérékoré			0,631	
Milieu de résidence				
Urbain	0,124			
Rural		0,124		
Total	5,697		4,282	

Tableau 4.3 : contributions et signes des axes factoriels EDS 2012

Variable-modalités	Axe 1		Axe 2	
	Négatif	Positif	Négatif	Positif
Survenue du décès d'un enfant				
Vit	0,011			
Décédé		0,011		
Niveau d'instruction de la mère				
Sans niveau		0,145		
Primaire	0,034			
Secondaire	0,090			
Supérieur	0,034			
Ethnie de la mère				
Soussous	0,317			
Peulh			0,292	
Malinké		0,107		
Forestier				0,451
Exposition aux médias				
Non exposée		0,092		
Exposée	0,092			
Niveau de vie du ménage				
Très pauvre		0,121		
Pauvre				0,053
Moins pauvre				0,019
Riche			0,014	
Très riche	0,475			
Degré de fragmentation ethnique				
Homogène			0,234	
Hétérogène				0,234
Niveau de pauvreté régionale				

Variable-modalités	Axe 1		Axe 2	
	Négatif	Positif	Négatif	Positif
Faible	0,592			
Moyen		0,218		
Elevé				0,538
Niveau d'alphabétisation régionale des mères				
Faible		0,377		
Moyen				0,351
Elevé	0,780			
Niveau de couverture vaccinale régionale				
Faible			0,309	
Moyen		0,037		
Elevé	0,404			
Milieu de résidence				
Urbain	0,440			
Rural		0,441		
Régions administratives				
Boké	0,051			
Conakry	0,453			
Faranah		0,099		
Kankan		0,163		
Kindia	0,153			
Labé		0,095		
Mamou			0,148	
Nzérékoré				0,809
Total	5,832		3,452	

Tableau 4.4 : contributions et signes des axes factoriels EDS 2018

Variable-modalités	Axe 1		Axe 2	
	Négatif	Positif	Négatif	Positif
Survenue du décès d'un enfant				
Vit	0,005			
Décédé		0,005		
Niveau d'instruction de la mère				
Sans niveau		0,143		
Primaire	0,015			
Secondaire	0,099			
Supérieur	0,050			
Ethnie de la mère				
Soussous	0,023			
Peulh		0,208		
Malinké	0,146			
Forestier				0,439
Exposition aux médias				
Non exposée		0,187		

Variable-modalités	Axe 1		Axe 2	
	Négatif	Positif	Négatif	Positif
Exposée	0,187			
Niveau de vie du ménage				
Très pauvre		0,086		
Pauvre				0,043
Moins pauvre		0,047		
Riche			0,020	
Très riche	0,473			
Degré de fragmentation ethnique				
Homogène		0,111		
Hétérogène	0,111			
Niveau de pauvreté régionale				
Faible	0,395			
Moyen				0,505
Elevé		0,164		
Niveau d'alphabétisation régionale des mères				
Faible			0,038	
Moyen		0,205		
Elevé				0,394
Niveau de couverture vaccinale régionale				
Faible			0,399	
Moyen				0,759
Elevé	0,622			
Milieu de résidence				
Urbain	0,482			
Rural		0,482		
Régions administratives				
Boké				0,077
Conakry	0,578			
Faranah				0,029
Kankan			0,100	
Kindia			0,223	
Labé		0,182		
Mamou		0,075		
Nzérékoré				0,596
Total	5,081		3,622	

Graphique 4.16 : profilage des enfants sur les données de l'EDS 2005

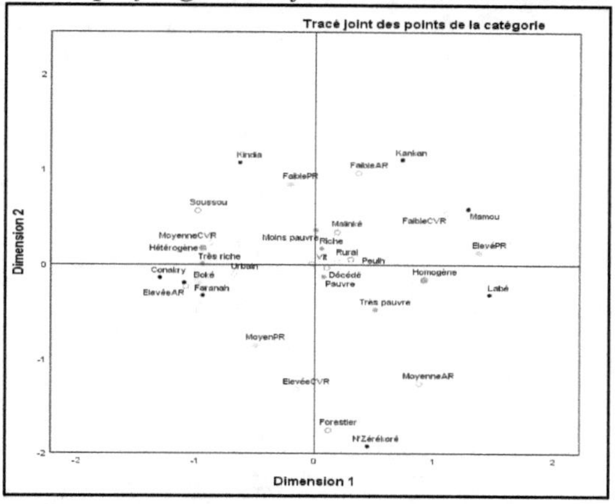

- Décédé(es)
- Dégré de fragmentation ethnique régionale
- Ethnie de la mère
- Indice combiné du niveau de vie
- Milieu de résidence
- Niveau d'alphabétisation régionale des mères
- Niveau de vaccination complète régionale
- Niveau pauvreté régionale
- Région administrative

Graphique 4.17 : profilage des enfants sur les données de l'EDS 2012

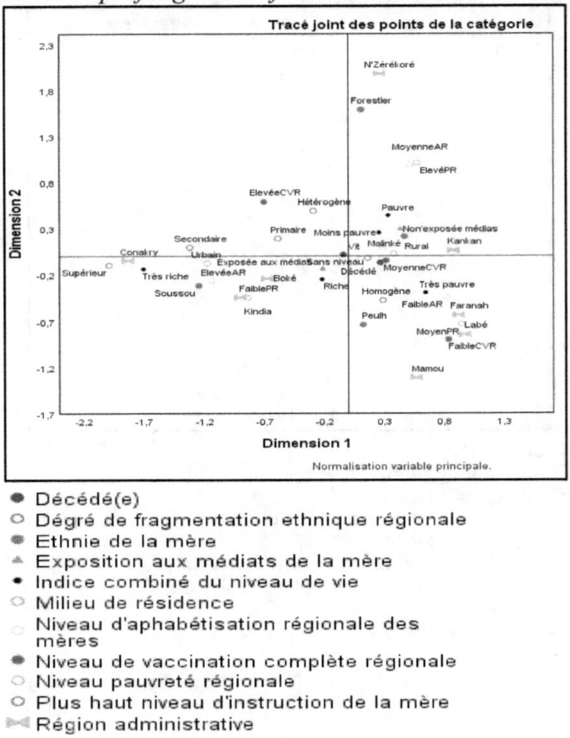

Graphique 4.18 : profilage des enfants sur les données de l'EDS 2018

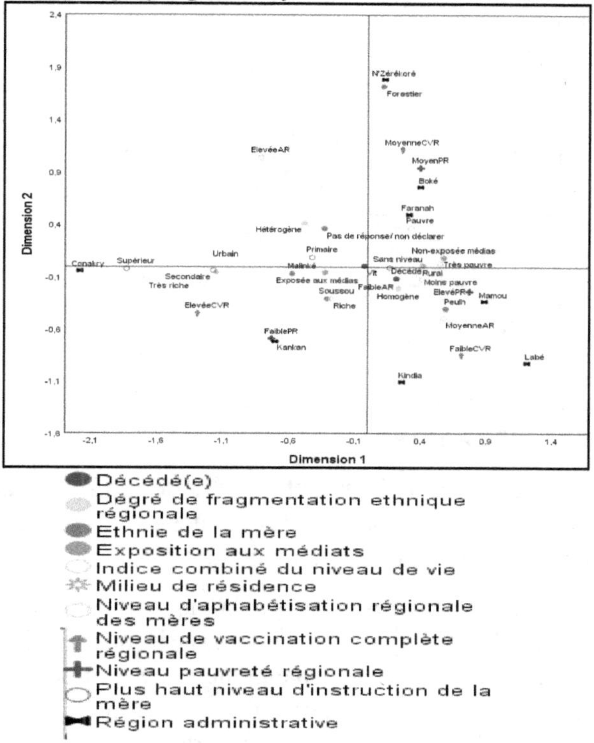

4.6. Décomposition de l'évolution de la mortalité des enfants sur la période 2005-2018

Les méthodes de décomposition prennent la société comme unité d'analyse et examinent le changement historique pour établir les sources du changement de la prévalence sociale d'un phénomène au fil du temps. Elles éliminent les biais (écologique et historique), intègrent la diversité entre les individus et décrivent le changement social collectif qui résulte de l'agrégation de cette diversité (Eloundou, Giroux, & Tenikue, 2017). Elles répondent aux défis quotidiens des planificateurs de promouvoir les changements sociaux désirables à la réduction des risques de décès des enfants (Beninguisse, Eoundou, Nsoa Mbondo, & Tanang Tchouala, 2010). En outre, les décès des enfants de moins de 5 ans sont quantifiables, agrégés, et historiquement évolutifs (Tableau 4.5). Il ressort également des différences significatives entre les risques de décès selon les régions administratives.

Tableau 4.5 : test de comparaison des quotients de mortalité des enfants de moins de 5 ans

Comparaison des quotients de mortalité				
	EDS		EDS	
	2005	2012	2012	2018
Risques de décès	188	133	133	108
Baisse	55		25	
T-stat	9,86		5,02	
Probabilité	0,0 %		0,0 %	

Décomposition de base de l'évolution de la mortalité sur la période de 2005 à 2018

Les changements observés durant les périodes de 2005 à 2012, et de 2012 à 2018 sont des baisses des risques de décès des enfants de 29,26 % et 18,80 % respectivement.

De 2005 à 2012, les résultats de la décomposition de base montrent que 99,93 % de la baisse des risques de décès des enfants sont attribuables au changement de comportement et 0,07 % attribuables au changement de structure (composition) (Graphique 4.19). Les effets de comportement dans toutes les régions ont favorisé la baisse des expositions aux décès. Les effets de structure des régions de Labé, de Mamou et surtout de Nzérékoré ont contribué à la baisse du risque de décès des enfants au niveau national (Graphique 4.21). Pourtant, concernant la contribution totale, les régions de Kankan et de Faranah n'ont pas favorisé la baisse du risque au niveau national à cause de la hausse de leurs effectifs relatifs (Tableau 4.6).

Durant la période de 2012-2018, le risque de décès des enfants a baissé (-18,57 %). Les changements de comportement ont baissé les expositions aux décès de 103 % tandis que les changements de structure les ont augmentées de 3 % (Graphique 4.20). C'est dans la région de Kankan (-10,88 points) que les baisses sont les importantes qu'ailleurs (Graphique 4.22). Dans les régions de Labé, de Boké et de Mamou, l'effet de composition a augmenté l'exposition des enfants aux décès au niveau national. En outre, les effets de composition et de comportement ont tous augmenté les risques de décès dans la région de Boké. Les effets de comportement dans les régions, sauf la région de Boké, ont baissé les expositions des enfants ans aux décès (Graphique 4.22).

Graphique 4.19 : sources de variation du risque de décès de 2005 à 2012

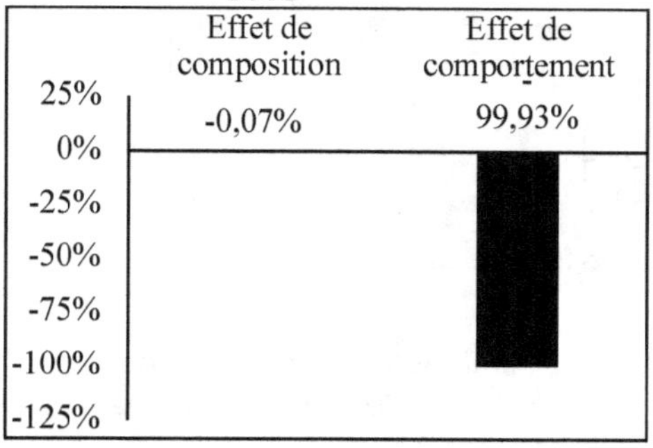

Graphique 4.20 : sources de variation du risque de décès de 2012 à 2018

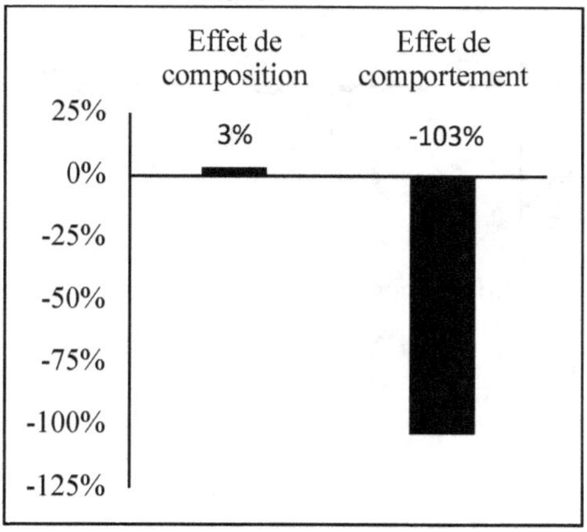

Graphique 4.21 : sources des variations du risque de décès d'enfants de 2005 à 2012 en fonction des régions

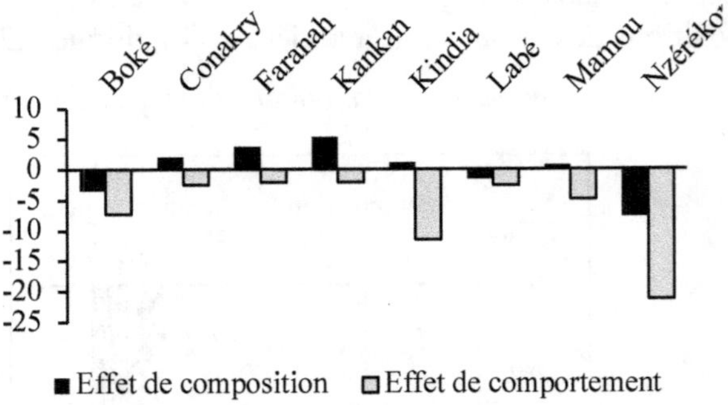

Graphique 4.22 : sources de variation du risque de décès des enfants de 2012 à 2018 en fonction des régions

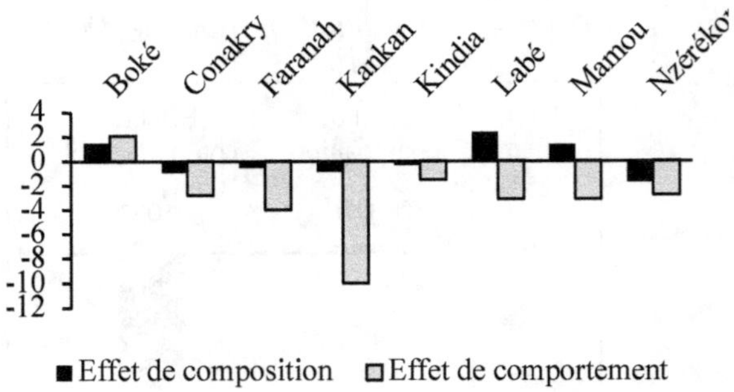

Tableau 4.6 : décomposition de base 2005-2012

Régions	2005		2012		Décomposition		Contribution	
	5qx	w	5qx	w	Composition	Comportement	Niveau	%
Boké	170	0,123	104	0,098	-3,418	-7,27	-10,684	20 %
Conakry	92	0,105	70	0,129	1,979	-2,57	-0,594	1 %
Faranah	185	0,084	163	0,105	3,751	-2,08	1,670	-3%
Kankan	207	0,147	194	0,173	5,254	-2,08	3,178	- 6 %
Kindia	211	0,149	135	0,154	1,004	-11,52	-10,513	19 %
Labé	168	0,103	141	0,092	-1,590	-2,64	-4,225	8 %
Mamou	197	0,070	129	0,074	0,640	-4,90	-4,259	8 %
Nzérékoré	218	0,221	110	0,174	-7,657	-21,33	-28,985	53 %
	Moyenne 187		**Moyenne 132**		**-0,036 0,07 %**	**-54,374 99,93 %**		

Tableau 4.7 : décomposition de base 2012 à 2018

Régions	2012		2018		DECOMPOSITION		CONTIBUTION DES REGIONS	
	5qxj	wj	5qxj	wj	Effet de composition	Effet de comportement	Niveau	%
Boké	104	0,098	124	0,111	1,479	2,082	3,561	-14 %
Conakry	70	0,129	47	0,114	-0,905	-2,793	-3,697	15 %
Faranah	163	0,105	124	0,102	-0,545	-4,036	-4,581	19%
Kankan	194	0,173	135	0,168	-0,833	-10,046	-10,880	44 %
Kindia	135	0,154	125	0,152	-0,317	-1,532	-1,849	8%
Labé	141	0,092	110	0,111	2,317	-3,153	-0,836	3 %
Mamou	129	0,074	90	0,086	1,361	-3,128	-1,767	7 %
Nzérékoré	110	0,174	93	0,157	-1,736	-2,815	-4,550	18 %
	Moyenne 132		**Moyenne 108**		**0,82 -3 %**	**-25,42 103 %**		

Décomposition avancée de l'effet de performance sur la période de 2005 à 2018

Durant la période de 2005 à 2012, toutes les composantes de l'effet de comportement ont contribué à la baisse du risque de décès des enfants au niveau national. La part de cette baisse attribuable aux effets des politiques publiques correspond à 89 % (Graphique 4.23). Cette prédominance de la performance de base est observée dans toutes les régions. Durant la période de 2012 à 2018, toutes les composantes de l'effet de comportement ont également baissé le risque de décès des enfants. La baisse attribuable aux politiques publiques correspond à 76 % (Graphique 4.24). Ces différents résultats traduisent l'efficacité des programmes publics mis en œuvre au niveau régional en faveur de la santé des enfants.

Le plan stratégique de développement sanitaire (PSDS 2000-2010) vise : l'amélioration de l'accès aux soins de santé de qualité à travers la complémentarité entre tous les secteurs concernés ; l'implication de la population dans la prise en charge sanitaire ; la motivation et la répartition efficace des personnels de santé ; la sécurisation et la disponibilité des produits pharmaceutiques essentiels ; la stimulation des initiatives ; l'orientation des soins de santé vers la satisfaction des besoins avec la collaboration étroite de tous (MSP, 2000).

De même, le 2ème Document de Stratégie de Réduction de la Pauvreté (DSRP 2007-2010) vise l'amélioration de l'accès à l'éducation de qualité, aux services de santé, à l'eau potable, à l'habitat et aux services d'assainissement (SP-SRP, 2007).

Le DSRP 2013-2015 vise, quant à lui : la mise en place d'un système de santé performant ; la réduction de moitié de l'insécurité alimentaire entre 2009 et 2015, de l'insuffisance pondérale chez les enfants de moins de 5 ans et de l'insuffisance pondérale à la naissance entre 2012 et 2015 ; le renforcement de l'accès aux services d'hygiène, d'assainissement et d'eau potable (SP-SRP, 2013).

Le PNDS 2015-2024 visait : le renforcement de la prévention et de la prise en charge des maladies et des situations d'urgences ; la promotion de la santé de l'enfant, des prestations et services de santé au niveau préfectoral et communautaire ; l'amélioration de l'accès aux médicaments, aux vaccins, aux infrastructures, aux équipements et autre technologie de santé de qualité ; le développement de la recherche en santé (MSHP, 2015).

Graphique 4.23 : sources de variation de l'effet de comportement durant la période de 2005 à 2012

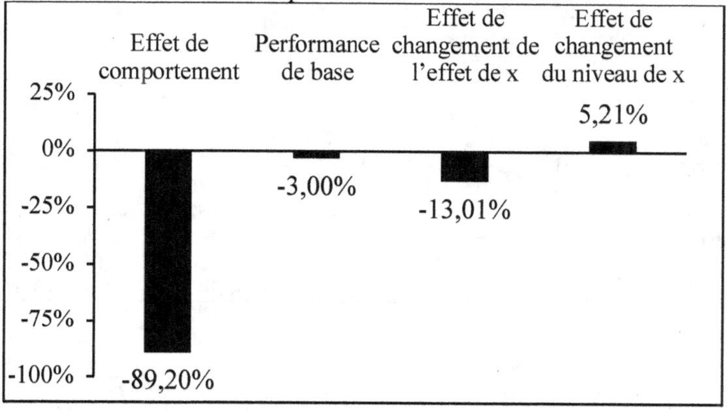

Graphique 4.24 : sources de variation de l'effet de comportement durant la période de 2012 à 2018

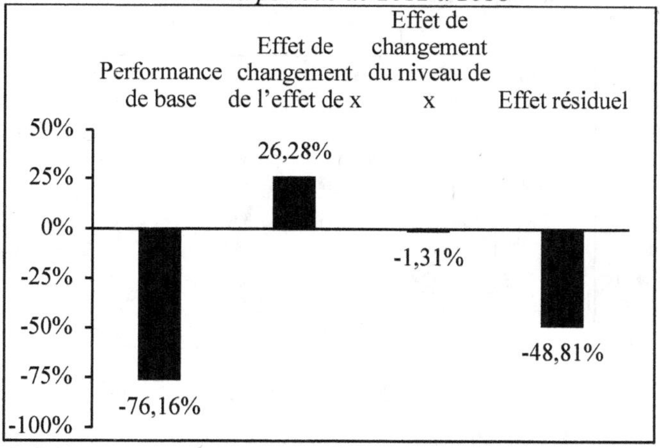

Tableau 4.8 : décomposition avancée 2005-2012

Région	Effet de composition	Effet de comportement	Performance de base	Effet de changement de l'effet de x	Effet de changement du niveau de x	Effet résiduel
Boké	-3,418	-7,266	-5,340	-0,303	-1,627	0,003
Conakry	1,979	-2,573	-5,672	-0,409	0,000	3,508
Faranah	3,751	-2,081	-4,588	-0,118	4,193	-1,568
Kankan	5,254	-2,076	-7,746	-0,080	4,719	1,031
Kindia	1,004	-11,517	-7,350	-0,152	-4,478	0,462
Labé	-1,590	-2,635	-4,734	-0,195	5,768	-3,474
Mamou	0,640	-4,898	-3,494	-0,126	-1,064	-0,214
Nzérékoré	-7,657	-21,328	-9,578	-0,247	-14,587	3,084
		EP	EP1	EP2	EP3	EP4
	-0,036	-54,374	-48 500	-1,630	-7,076	2,831
	0,07 %	99,93 %	89,2 %	3,0 %	13,0 %	-5,2 %

Tableau 4.9 : décomposition avancée 2012-2018

Région	Effet de composition	Effet de comportement	Performance de base	Effet de changement de l'effet de x	Effet de changement du niveau de x	Effet résiduel
Boké	1,479	-7,266	-4,311	1,824	-1,666	-3,113
Conakry	-0,905	-2,573	-5,028	3,723	0,000	-1,267
Faranah	-0,545	-2,081	-4,285	0,680	0,155	1,369
Kankan	-0,833	-2,076	-7,051	0,000	0,000	4,975
Kindia	-0,317	-11,517	-6,345	1,342	-0,613	-5,901
Labé	2,317	-2,635	-4,211	1,336	0,610	-0,371
Mamou	1,361	-4,898	-3,321	1,757	0,802	-4,135
Nzérékoré	-1,736	-21,328	-6,857	3,626	0,000	-18,097
		EP	EP1	EP2	EP3	EP4
	0,821	-54,374	-41,410	14,288	-0,711	-26,541
			76,16 %	- 26,28 %	1,31 %	48,81 %

Ce chapitre a analysé les variations des risques de décès en fonction des variables individuelles et contextuelles. Il a permis de dresser le profil des moins de 5 ans les plus exposés aux décès. Il a également permis d'identifier les sources de changement du risque de décès durant la période de 2005 à 2012 et de celle de 2012 à 2018. Ce chapitre étant descriptif, le recours à la régression logistique multiniveau permettra d'identifier les facteurs explicatifs, à différents niveaux d'analyse, de l'évolution de la mortalité des enfants de moins de 5 ans afin de formuler des recommandations.

Chapitre 5 : analyse explicative de la mortalité des enfants de moins de 5 ans

Dans ce chapitre, l'analyse repose sur l'estimation de 5 modèles à travers la régression logistique binaire multiniveau. Le premier modèle porte sur le modèle vide destiné à faire la décomposition de la variance ; le deuxième concerne les caractéristiques individuelles des enfants ; le troisième porte sur les caractéristiques des ménages ; le quatrième se rapporte aux caractéristiques des régions ; et le cinquième regroupe les caractéristiques individuelles, les caractéristiques du ménage et celles des régions. Ces régressions renvoient à l'identification, à différents niveaux d'agrégation, des facteurs explicatifs de la récurrence des décès des enfants de moins de 5 ans et à les hiérarchiser.

5.1. Modèle vide

Les résultats de l'estimation du modèle vide, avec les données des EDS, montrent que les variances interclasses et intraclasses sont significatives. Ainsi, la prise en compte du contexte du ménage et celui de la région améliore significativement les connaissances sur l'influence des facteurs explicatifs sur l'évolution des décès des enfants de moins de 5 ans (Tableau 5.4 ; Tableau 5.5 ; Tableau 5.6 ; Tableau 5.7). De même, le degré d'homogénéité, analysé sur la base du coefficient de corrélation intragroupe (classe), met en évidence l'existence d'une ressemblance entre les enfants d'un même groupe (Tableau 5.1). Ce résultat justifie la pertinence d'utiliser une approche de régression logistique multiniveau qu'une régression logistique classique.

Sur la base des données de l'EDS 2005, 20 % d'expositions des enfants aux risques de décéder avant le cinquième anniversaire sont attribuables aux caractéristiques des régions contre 19 % liées à celles des ménages. L'analyse des données de l'EDS 2012 présente également la même proportion de variation de l'exposition aux décès liée aux facteurs régionaux, mais les variations attribuables aux caractéristiques des ménages ont atteint une proportion de 20 %. Les données de l'EDS 2018 ont, quant à elles, mis en évidence que 19 % d'expositions des enfants aux décès avant le cinquième anniversaire résultent des facteurs régionaux et 27 % sont associées aux facteurs liés aux ménages. En outre, les tendances des variations de l'exposition des enfants de moins de 5 ans aux décès attribuables aux facteurs contextuels sont relativement stables. Pourtant, les tendances des variations attribuables aux facteurs liés aux ménages sont à la hausse entre 2012 et 2018.

Graphique 5.1 : évolution de la proportion des variances résiduelles

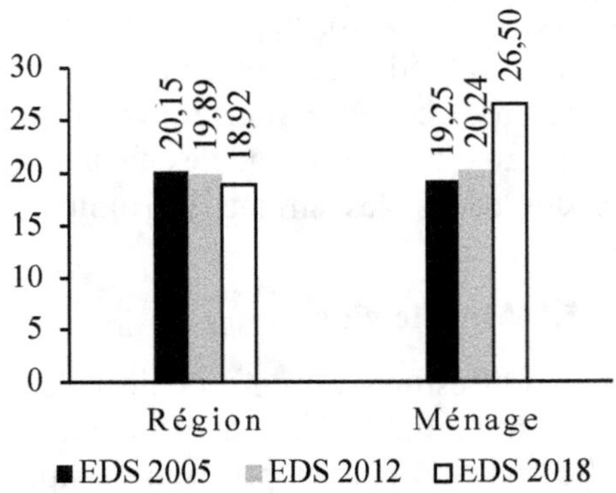

Dans l'ensemble, l'empilement des données montre qu'en moyenne 20 % et 21 % des variations de l'exposition des enfants de moins de 5 ans aux décès sont attribuables respectivement aux facteurs régionaux et aux facteurs liés aux ménages. Ces résultats réaffirment la pertinence de la prise en compte des facteurs contextuels dans l'explication de l'exposition des enfants aux décès.

Tableau 5.1 : variances et corrélations intraclasses sans facteur explicatif

MODELE VIDE												
Aléa	Variances				Proportion de variances résiduelles (%)				ICC (%)			
	2005	2012	2018	Pool	2005	2012	2018	Pool	2005	2012	2018	Pool
Région	1,09	1,09	1,14	1,09	20,15	19,89	18,92	19,66	20,15	19,89	18,92	19,66
Ménage	1,05	1,11	1,60	1,16	19,25	20,24	26,50	20,88	39,40	40,13	45,41	40,54

5.2. Effets des facteurs individuels (M1)

Les facteurs individuels sont les facteurs propres à un enfant qui le distinguent d'un autre. On dispose les facteurs génésiques et les facteurs maternels. C'est à travers ceux-ci que les facteurs contextuels influencent l'exposition des enfants aux décès.

Apports d'informations liés aux facteurs individuels

Sur la base des statistiques fournies à partir du test de Khi-2, l'introduction des facteurs individuels dans le modèle vide contribue à améliorer significativement l'explication de l'exposition des enfants aux décès au seuil de 5 % (Tableau 5.4, Modèle M1 ; Tableau 5.5, Modèle M1 ; Tableau 5.6, Modèle M1 ; Tableau 5.7, Modèle M1). En plus, une réduction des variances résiduelles est observée au niveau du ménage et de la région (Tableau 5.2). A ce titre, les différences observées entre les groupes (ménage et région) sont en partie attribuables aux effets de composition de ces groupes.

Des analyses tendancielles mettent en évidence une réduction plus marquée des variances résiduelles au niveau régional qu'au niveau du ménage. Pourtant, la prise en compte de l'effet de l'évolution temporelle médiatise une réduction des variances résiduelles plus marquée au niveau du ménage qu'au niveau de la région.

Tableau 5.2 : variance à facteurs individuels

MODELE AVEC FACTEURS INDIVIDUELS					
Aléa		EDS 2005	EDS 2012	EDS 2018	Pool
Région	Variances	1,05	1,05	1,12	1,06
	Réduction observée (%)	4,48	3,66	2,02	2,48
	Proportion de variances résiduelles (%)	19,98	19,83	19,17	20,01
	ICC (%)	19,98	19,83	19,17	20,01
Ménage	Variances	1,04	1,12	1,57	1,10
	Réduction observée (%)	0,10	-0,27	1,88	4,85
	Proportion de variances résiduelles (%)	19,96	21,00	26,90	20,73
	ICC (%)	39,94	40,83	46,07	40,74

Effets de l'évolution temporelle

Les données des EDS 2012 et 2018 montrent que les enfants courent respectivement 33 % (1-0,67) et 52 % (1-0,48) moins de risque qu'avec celles de l'EDS 2005. A ce titre, l'évolution temporelle produit un effet réducteur sur l'exposition des enfants aux risques de décéder avant d'atteindre leur cinquième anniversaire (Tableau 5.4).

Effets des facteurs génésiques

Effet du sexe de l'enfant

Selon la tendance générale, les garçons sont plus exposés aux décès que les filles. De même, pour chacune des trois EDS, les garçons sont également plus exposés au risque de décéder que les filles. Concernant l'évolution au fil du temps, d'une période à une autre, les seuils de significativités n'ont pas changé et les garçons deviennent de plus en plus exposés aux décès que les filles (Tableau 5.4, Modèle M1 ; Tableau 5.5, Modèle M1 ; Tableau 5.6, Modèle M1 ; Tableau 5.7, Modèle M1).

Effet du rang de naissances de l'enfant

Le rang de naissance a un effet sur l'exposition aux risques de décéder. Ainsi, sur la base des données empilées, les 1ères naissances et les 2-3èmes naissances sont moins exposées aux décès que les naissances de rang 4-6. Cependant, les naissances de 7ème rang ou plus sont plus exposées aux décès que celles de 4-6ème. S'agissant des données des trois EDS, les naissances de 1er rang et de 2-3ème rang sont aussi moins exposées aux décès que les naissances de 4-6ème rang. A noter également que les risques de décès ne sont pas différents entre les naissances de 4-6ème rang et les naissances de rang supérieur (Tableau 5.4, Modèle M1 ; Tableau 5.5, Modèle M1 ; Tableau 5.6, Modèle M1 ; Tableau 5.7, Modèle M1).

Par ailleurs, comparativement aux résultats issus de chacune des EDS, l'existence d'une différence significative des expositions aux décès entre les naissances de 4-6ème rang et les naissances de 7ème rang ou plus s'explique par les effets de l'évolution temporelle prise en compte dans la base empilée. S'agissant de l'analyse évolutive, aucun changement temporel probablement significatif n'est observé sur les risques de décès liés au rang de naissance.

Effets des facteurs maternels

Effet du niveau d'instruction de la mère

Les enfants issus des mères d'instruction secondaire ou plus sont moins exposés aux décès que leurs homologues issus des mères sans niveau d'instruction. En plus, les différences ne sont pas significatives en termes d'exposition aux risques des enfants aux décès entre les mères sans niveau d'instruction et celles de niveau primaire. Par ailleurs, l'aberration observée à travers l'analyse des données de l'EDS 2012 s'expliquerait par la qualité des données (Tableau 5.4, Modèle M1 ; Tableau 5.5, Modèle M1 ; Tableau 5.6, Modèle M1 ; Tableau 5.7, Modèle M1).

Effet de l'ethnie de la mère

L'appartenance ethnique de la mère a un effet significatif sur l'exposition des enfants aux décès au seuil de 5 %. Dans les données empilées et dans celles de l'EDS 2005, les enfants issus des mères d'origines ethniques soussou ou peulh sont moins exposés aux décès que ceux issus des mères d'ethnie forestière. Ensuite, les différences d'expositions aux décès entre les enfants issus des mères malinkés et des mères forestières ne sont pas significatives. S'agissant des données de l'EDS 2012, l'exposition des enfants aux décès n'est pas différenciée selon l'ethnie de la mère. Pourtant, avec l'EDS 2018, les enfants issus des mères forestières sont plus exposés aux décès que les autres (Tableau 5.4, Modèle M1 ; Tableau 5.5, Modèle M1 ; Tableau 5.6, Modèle M1 ; Tableau 5.7, Modèle M1).

Effet de l'âge de la mère

L'âge de la mère affecte aussi l'exposition des enfants de moins de 5 ans aux décès. Avec les données de l'EDS 2005, les enfants issus des mères âgées de 15 à 24 ans sont plus exposés aux décès que ceux des mères du groupe d'âge 25-34 ans. Toutefois, l'exposition au risque de décès des enfants n'est pas significativement différente entre ceux des mères des groupes d'âge 25-34 ans et 35-49 ans. Concernant les EDS 2012, de 2018 et les données empilées, l'étude montre que les enfants issus des mères des groupes d'âge 15-24 ans et 35-49 ans sont plus exposés aux décès que ceux de mères âgées de 25 à 34 ans (Tableau 5.4, Modèle M1 ; Tableau 5.5, Modèle M1 ; Tableau 5.6, Modèle M1 ; Tableau 5.7, Modèle M1).

Effet de l'exposition de la mère aux médias

Diverses théories mettent en évidence un effet réducteur de l'exposition des mères aux médias sur l'exposition des enfants aux décès. Ainsi, les enfants issus des mères exposées aux médias courent moins de risques que ceux de mères non exposées. Toutefois, les analyses des données des EDS 2005 et 2012 ne ressortent pas de différences significatives d'exposition aux décès entre les enfants des mères exposées et non exposées aux médias. Cependant, l'analyse des données de l'EDS 2018 prouve que les enfants issus des mères non exposées aux médias courent moins de risque de décéder que ceux de mères exposées (Tableau 5.4, Modèle M1 ; Tableau 5.5, Modèle M1 ; Tableau 5.6, Modèle M1 ; Tableau 5.7, Modèle M1).

5.3. Effets des facteurs liés au ménage (M2)

Dans cette étude, ces facteurs comprennent le niveau de vie du ménage et les comportements sanitaires des mères dans le ménage. Les comportements sanitaires concernent particulièrement les pratiques vaccinales et le niveau du recours au secteur médical en cas de maladies diarrhéiques ou de fièvre chez les enfants.

Apports d'informations liées à la prise en compte des facteurs liés au ménage uniquement

D'après le test de Khi-2, l'introduction des caractéristiques du ménage dans le modèle vide améliore significativement les connaissances sur l'exposition des enfants aux décès au seuil de 5 % (Tableau 5.4, Modèle M2 ; Tableau 5.5, Modèle M2 ; Tableau 5.6, Modèle M2 ; Tableau 5.7, Modèle M2). La réduction de la variance résiduelle observée au niveau régional (Tableau 5.3) met en évidence que les différences observées entre les régions sont en partie attribuables aux effets de composition de ces régions. Ainsi, une réduction des différences observées entre les régions peut se faire en agissant sur les caractéristiques des ménages.

Tableau 5.3 : variances et corrélations intraclasse avec facteurs liés au ménage

MODELE AVEC FACTEURS LIES AU MENAGE					
Aléa		EDS 2005	EDS 2012	EDS 2018	Pool
Région	Variances	1,03	1,04	1,06	1,03
	Réduction observée (%)	5,58	5,12	7,37	5,33
	Proportion de variances résiduelles (%)	19,28	19,07	17,81	18,83
	ICC (%)	19,28	19,07	17,81	18,83
Ménage	Variances	1,04	1,11	1,58	1,15
	Réduction observée (%)	0,86	0,18	0,94	0,43
	Proportion de variances résiduelles (%)	19,33	20,42	26,69	21,02
	ICC (%)	38,61	39,49	44,50	39,85

Effet du niveau de vie du ménage

En tenant compte de l'effet de l'évolution temporelle, les données empilées montrent qu'au fur et à mesure que le niveau de vie du ménage s'améliore, les enfants deviennent de moins en moins exposés aux risques de décès. Cependant, l'analyse des données de l'EDS 2005 met en évidence que les enfants des ménages d'un niveau de vie moins pauvre ne se distinguent pas significativement de ceux des ménages très pauvres. Concernant l'EDS 2018, les enfants issus des ménages très pauvres et pauvres sont presque exposés au même risque de décéder (Tableau 5.4, Modèle M2 ; Tableau 5.5, Modèle M2 ; Tableau 5.6, Modèle M2 ; Tableau 5.7, Modèle M2).

Effets des comportements sanitaires du ménage

Effet du niveau de vaccination des enfants dans les ménages

Les analyses explicatives effectuées sur les différentes bases de données révèlent que les différences d'exposition aux décès entre les enfants des ménages des niveaux différents de couverture vaccinale ne sont pas significatives au seuil de 5 % (Tableau 5.4, Modèle M2 ; Tableau 5.5, Modèle M2 ; Tableau 5.6, Modèle M2 ; Tableau 5.7, Modèle M2).

Effet du recours au secteur médical

Diverses études ont montré l'influence du recours au secteur médical sur la baisse de l'exposition des enfants aux décès. Pourtant, dans cette étude, les différences d'exposition aux décès entre les différents niveaux de recours du ménage au secteur médical ne sont pas significatives (Tableau 5.4, Modèle M2 ; Tableau 5.5, Modèle M2 ; Tableau 5.6, Modèle M2 ; Tableau 5.7, Modèle M2).

Effet du milieu de résidence

Selon les données de la base empilée et de l'EDS 2005, les enfants du milieu rural sont plus exposés aux décès que leurs homologues du milieu urbain. Pourtant, s'agissant des données des EDS 2012 et 2018, les différences observées en matière d'exposition aux décès entre les enfants du milieu urbain et ceux du milieu rural ne sont pas significatives au seuil de 5 %, car le niveau de vie du ménage joue le rôle de variable intermédiaire.

5.4. Effets des facteurs régionaux (M3)

Les facteurs régionaux regroupent le niveau de développement et le degré de fragmentation ethnique des régions. Le niveau de développement régional se détermine par les niveaux de pauvreté, d'alphabétisation et de couverture vaccinale.

Apports d'informations liées à la prise en compte des facteurs régionaux uniquement

L'application du test de Khi-2, après avoir introduit les facteurs régionaux dans le modèle vide, met en évidence une amélioration significative des connaissances sur l'exposition des enfants aux décès au seuil de 5 % (Tableau 5.4, Modèle M3 ; Tableau 5.5, Modèle M3 ; Tableau 5.6, Modèle M3 ; Tableau 5.7, Modèle M3).

Effets du niveau de développement régional

Diverses constructions théoriques montrent que les niveaux de pauvreté, d'alphabétisation des mères et de couverture vaccinale des régions influencent l'exposition des enfants aux décès.

Effet du niveau de pauvreté régionale

Avec les données empilées et celles de l'EDS 2012, les enfants sont plus exposés aux décès dans les régions de niveau de pauvreté moyen que dans les régions de faible niveau de pauvreté (Tableau 5.4, Modèle M3 ; Tableau 5.6, Modèle M3). Pourtant, au seuil de 5 %, ces différences d'expositions aux décès entre les niveaux de pauvreté régionale ne sont pas significatives dans les EDS 2005 et de 2018 (Tableau 5.5, Modèle M3 ; Tableau 5.7, Modèle M3).

Effet du niveau d'alphabétisation régionale des mères

Avec les données empilées, au seuil de 5 %, les enfants sont significativement moins exposés aux décès dans les régions d'alphabétisation élevée que dans les régions d'alphabétisation faible des mères (Tableau 5.4, Modèle M3). S'agissant des données des EDS 2012 et 2018, l'exposition des enfants baisse au fur et à mesure que le niveau régional d'alphabétisation des mères s'améliore. Pourtant, avec l'EDS 2005, les différences d'expositions des enfants aux décès entre les régions d'alphabétisation faible et moyenne ne sont pas significatives (Tableau 5.6, Modèle M3 ; Tableau 5.7, Modèle M3).

Effet du niveau de couverture vaccinale des régions

Les résultats des régressions montrent que les niveaux de couverture vaccinale sont significativement plus élevés dans les régions plus exposées aux décès des enfants, au seuil de 5 % (Tableau 5.4, Modèle M3 ; Tableau 5.5, Modèle M3 ; Tableau 5.6, Modèle M3 ; Tableau 5.7, Modèle M3).

Effet du degré de fragmentation ethnique

Le degré de fragmentation ethnique correspond à la probabilité que deux individus sélectionnés aléatoirement dans une communauté soient d'ethnies différentes (Fearon, 2003). Ainsi, l'analyse des données des trois EDS révèle que les enfants des régions homogènes sur le plan ethnique sont plus exposés aux décès que leurs homologues issus des régions caractérisées par une hétérogénéité ethnique. Les différences d'exposition des enfants aux décès entre les régions homogènes et hétérogènes sont plus observées avec les données de l'EDS 2005 que d'autres (Tableau 5.4, Modèle M3 ; Tableau 5.5, Modèle M3 ; Tableau 5.6, Modèle M3 ; Tableau 5.7, Modèle M3).

5.5. Effets simultanés des facteurs individuels et contextuels

L'introduction des caractéristiques individuelles et contextuelles dans la régression facilite l'identification des facteurs d'intermédiation ou de médiatisation dans la transmission des influences de chaque facteur d'exposition des enfants de moins de 5 ans aux décès.

Adéquation du modèle

Après avoir introduit tous les facteurs individuels et contextuels dans le modèle vide, en appliquant le test de Khi-2, les résultats montrent que le modèle explique dans l'ensemble les différences d'exposition des enfants aux décès au seuil de 5 % (Tableau 5.4, Modèle M4 ; Tableau 5.5, Modèle M4 ; Tableau 5.6, Modèle M4 ; Tableau 5.7, Modèle M4).

Effet de l'évolution temporelle

Les expositions des enfants aux décès ont baissé au fil du temps. Les enfants sont respectivement 32 % et 56 % moins exposés aux décès dans les EDS 2012 et 2018 que dans l'EDS 2005.

Effets des facteurs individuels

Effet du sexe de l'enfant

De façon générale, les garçons sont 19 % plus exposés aux décès que les filles (Tableau 5.4, Modèle M4). Pour chacune des EDS, il ressort également un risque élevé d'exposition au décès chez les garçons que chez les filles. En outre, entre les périodes de collecte des données des EDS 2005 et 2012, le niveau d'exposition des garçons par rapport aux filles a baissé. Cependant, il a augmenté entre 2012 et 2018.

Effet du rang de naissances

Dans la base empilée, les enfants de 1er rang et de 2-3ème rang de naissances sont respectivement 50 % et 36 % moins exposés aux décès que les naissances de 4-6ème rang. Ensuite, les naissances de 7ème rang ou plus sont 141 % plus exposés aux décès de celles de 4-6ème rang (Tableau 5.4, Modèle M4).

Cependant, les analyses spécifiques faites sur les données des EDS 2005 et de 2018 présentent des risques de décès non différents entre les naissances de 4-6ème rang et de 7ème rang ou plus (Tableau 5.6, Modèle M4 ; Tableau 5.7, Modèle M4). Ainsi, la variable temporelle médiatise cette différence dans la base empilée (Tableau 5.4, Modèle M4).

Effet du niveau d'instruction de la mère

L'influence du niveau d'instruction de la mère sur l'exposition aux décès varie avec des instabilités au fil du temps. Les différences d'expositions des enfants aux décès entre les mères sans niveau et niveau primaire ne sont pas significatives au seuil de 5 % (Tableau 5.5, Modèle M4 ; Tableau 5.6, Modèle M4 ; Tableau 5.7, Modèle M4). En analysant la base de données empilée qui prend en compte l'effet temporel, l'étude ressort une baisse des risques de décès avec l'amélioration du niveau d'instruction de la mère (Tableau 5.4, Modèle M4).

Avec les données de l'EDS 2005, les enfants issus des mères de niveau d'instruction secondaire sont 33 % moins exposés aux décès que ceux issus des mères sans niveau. Cette estimation se chiffre à 37 % avec les données de l'EDS 2012. Cependant, avec l'EDS 2018, aucune différence significative n'était observée (Tableau 5.5, Modèle M4 ; Tableau 5.6, Modèle M4 ; Tableau 5.7, Modèle M4).

Effet de l'ethnie de la mère

Sur la période de l'étude, les enfants issus des mères d'ethnie soussou et peulh sont respectivement 17 % et 18 % moins exposés aux décès que ceux des mères forestières. Cependant, les différences de risques observées entre les enfants des mères d'ethnie malinké et forestière ne sont pas significatives au seuil de 5 %.

Pour les EDS 2005 et 2018, les enfants issus des mères d'ethnie soussou et peulh sont moins exposés au décès que ceux issus des mères forestières. Mais les risques d'expositions des enfants aux décès ne sont pas significativement différents entre les mères d'ethnie soussou et malinké. Pourtant, avec l'EDS 2012, les différences d'expositions des enfants de moins de 5 ans aux décès entre les mères forestières et d'autres ethnies ne sont pas significatives au seuil de 5 % (Tableau 5.5, Modèle M4 ; Tableau 5.6, Modèle M4 ; Tableau 5.7, Modèle M4).

Effet de l'âge de la mère

En tenant compte de l'influence temporelle, les enfants issus des mères âgées de 15 à 24 ans et de 35 à 49 ans sont respectivement 35 % et 15 % plus exposés aux décès que leurs homologues issus des mères âgées de 25 à 34 ans. Pourtant, les différences d'expositions aux décès entre les enfants issus des mères des groupes d'âge 25-34 ans et 35-49 ans dans l'EDS 2005, et des groupes d'âge 15-24 ans et 25-34 ans dans l'EDS 2018 ne sont pas significatives (Tableau 5.5, Modèle M4 ; Tableau 5.6, Modèle M4 ; Tableau 5.7, Modèle M4).

Effet de l'exposition aux médias

Les risques de décéder ne sont pas significativement différents entre les enfants issus des mères exposées et des mères non exposées aux médias, sauf dans l'EDS 2018 où l'exposition des enfants de moins de 5 ans aux décès est plus élevée chez les mères exposées que chez les mères non exposées aux médias (Tableau 5.5, Modèle M4 ; Tableau 5.6, Modèle M4 ; Tableau 5.7, Modèle M4).

Effets des facteurs liés au ménage

Effet du niveau de vie du ménage

Avec les données empilées, en tenant compte de l'influence temporelle, les enfants courent respectivement 12 %, 16 %, 31 % et 30 % moins de risque de décéder dans les ménages pauvres, moins pauvres, riches et très riches que dans les ménages très pauvres (Tableau 5.5, Modèle M4 ; Tableau 5.6, Modèle M4 ; Tableau 5.7, Modèle M4). Pourtant, la moindre exposition aux risques de décéder, au fur et à mesure que le niveau de vie du ménage s'améliore, n'est observée que chez les enfants des ménages pauvres et riches dans l'EDS 2005. Les facteurs individuels jouent le rôle de variables intermédiaires. Par ailleurs, dans l'EDS 2012, une différence non significative n'est observée que chez les enfants des ménages moins pauvres

(Tableau 5.5, Modèle M4 ; Tableau 5.6, Modèle M4 ; Tableau 5.7, Modèle M4). En conséquence, l'amélioration des conditions de vie des ménages réduit les expositions des enfants aux décès.

Effet de la vaccination des enfants

Concernant l'influence des comportements vaccinaux des ménages, les différences d'expositions des enfants aux décès ne sont pas significatives entre les enfants des ménages de niveau de couverture vaccinale faible et ceux d'autres niveaux (Tableau 5.5, Modèle M4 ; Tableau 5.6, Modèle M4 ; Tableau 5.7, Modèle M4).

Effet du recours au secteur médical

Les différences d'expositions des enfants aux décès entre les ménages de faible recours au secteur médical et des niveaux de recours supérieurs ne sont pas significatives (Tableau 5.5, Modèle M4 ; Tableau 5.6, Modèle M4 ; Tableau 5.7, Modèle M4).

Effet du milieu de résidence

Une analyse faite à travers l'empilement des bases de données montre que le milieu de résidence influence l'exposition des enfants aux décès. Les enfants sont 15 % plus exposés aux décès en milieu rural qu'en milieu urbain (Tableau 5.4, Modèle M4). En focalisant l'analyse sur les données des différentes EDS, les résultats montrent que l'influence du milieu de résidence sur l'exposition aux décès chez les enfants se transmet par le niveau de vie du ménage.

Effets des facteurs régionaux

Effet du niveau de pauvreté régionale

L'analyse des données empilées met en exergue le rôle d'intermédiation des facteurs individuels et des facteurs liés au ménage dans la transmission de l'influence du niveau de pauvreté régionale sur les décès des enfants (Tableau 5.4, Modèle M4). S'agissant des données de l'EDS 2012, les enfants sont 84 % plus exposés au décès dans les régions moyennement pauvres que dans les régions faiblement pauvres (Tableau 5.6, Modèle M4). Avec les données des EDS 2005 et 2018, aucune différence d'exposition au décès n'est significative entre les enfants des régions moyennement pauvres et faiblement pauvres, d'une part, et entre les régions de niveau de pauvreté faible et les régions de pauvreté élevée, d'autre part (Tableau 5.5, Modèle M4 ; Tableau 5.7, Modèle M4). L'influence de ce facteur se transmet à travers les facteurs liés au ménage.

Effet du niveau d'alphabétisation régionale des mères

En analysant la base empilée, les résultats montrent que l'amélioration du niveau d'alphabétisation régionale réduit l'exposition des enfants aux décès. Avec l'EDS 2005, les enfants sont 28 % moins exposés aux décès dans les régions d'alphabétisation élevée que dans les régions d'alphabétisation faible. De même, selon l'EDS 2018, dans les régions d'alphabétisation élevée, les enfants sont 43 % moins exposés aux décès que dans les régions d'alphabétisation faible (Tableau 5.4, Modèle M4 ; Tableau 5.5, Modèle M4 ; Tableau 5.7, Modèle M4). Malgré quelques résultats discordants avec la théorie dans les EDS 2012 et de 2018, l'analyse globale met en lumière qu'au fur et à mesure le niveau d'alphabétisation s'améliore, l'exposition des enfants aux décès diminue (Tableau 5.4, Modèle M4 ; Tableau 5.5, Modèle M4 ; Tableau 5.6, Modèle M4 ; Tableau 5.7, Modèle M4).

Effet du niveau de couverture vaccinale des régions

L'analyse des résultats met en évidence le rôle des facteurs liés au ménage en ce qui concerne la médiatisation de l'influence de la couverture vaccinale régionale (Tableau 5.4, Modèle M4). De même, ces facteurs jouent le rôle des variables intermédiaires dans la transmission des effets de la couverture vaccinale régionale (Tableau 5.5, Modèle M4 ; Tableau 5.7, Modèle M4). Les résultats des régressions montrent que les enfants sont moins exposés aux décès dans les régions de couverture vaccinale faible que dans les autres régions (Tableau 5.4, Modèle M4 ; Tableau 5.5, Modèle M4).

Effet du degré de fragmentation ethnique

Entre l'EDS 2005 et celle de 2018, les enfants courent 28 % plus de risques de décéder dans les régions à homogénéité ethnique que dans celles à hétérogénéité ethnique (Tableau 5.4, Modèle M4). Une analyse sur l'EDS 2012 montre que les enfants sont 37 % plus exposés aux décès dans les régions de fragmentation ethnique homogène que dans celles à degré de fragmentation ethnique hétérogène (Tableau 5.6, Modèle M4). Par ailleurs, les analyses faites sur les EDS 2005 et 2018 mettent en exergue l'influence des facteurs liés au ménage dans l'intermédiation des effets du degré de fragmentation ethnique sur les expositions des enfants aux décès (Tableau 5.5, Modèle M4 ; Tableau 5.7, Modèle M4).

5.6. Hiérarchisation et mécanismes d'action

La hiérarchisation des facteurs comprend celle des différents niveaux d'agrégations, et dans chaque niveau d'agrégation il est question de hiérarchiser les variables explicatives concernées.

Hiérarchisation et mécanisme d'action des différents niveaux d'agrégation

Les niveaux d'agrégations des données sont : individu, ménage et région. A ce titre, on hiérarchise ces facteurs sur la base de leurs contributions. La comparaison de la statistique du *Khi2 final* à celle du *Khi2 sans les facteurs d'un niveau donné* ressort que les facteurs individuels, les facteurs liés au ménage et ceux régionaux occupaient respectivement le 1er rang, le 3ème rang et le 2ème rang (Graphique 5.2). Ainsi, en matière de planification des programmes de santé maternelle et infantile, on doit agir sur les facteurs explicatifs en tenant compte de cet ordre hiérarchique et de la disponibilité des ressources.

Graphique 5.2 : contribution des différents niveaux d'agrégation pour expliquer l'exposition des enfants au décès

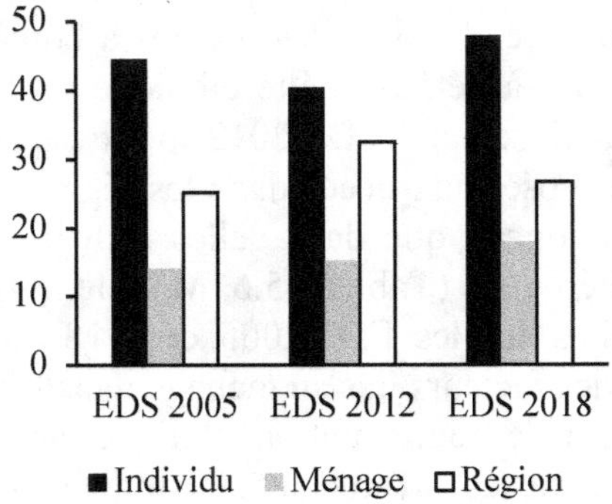

Hiérarchisation et mécanisme d'action des facteurs individuels

L'analyse de la contribution des différents facteurs individuels à travers la comparaison du *Khi2 final du modèle individuel* au *Khi2 sans le facteur concerné* montre que l'influence du rang de naissance est prépondérante. Dans les données de l'EDS 2005, le classement des variables individuelles par ordre d'influence correspond à : rang de naissances, âge de la mère, ethnie de la mère, niveau d'instruction de la mère et sexe de l'enfant. Avec les données de l'EDS 2012, le classement correspond à : rang de naissances, âge de la mère, niveau d'instruction de la mère, sexe de l'enfant et ethnie de la mère. Le classement issu des analyses de l'EDS 2018 correspond à : rang de naissances, sexe de l'enfant, niveau d'instruction de la mère, ethnie de la mère et âge de la mère (Graphique 5.3).

Dans cette situation, influer en premier lieu sur le niveau d'instruction des mères est préférable. La scolarisation des jeunes filles jusqu'au niveau secondaire est nécessaire pour baisser les expositions des enfants aux décès (Tableau 5.5 ; Tableau 5.6 ; Tableau 5.7). Ainsi, la scolarisation de la jeune fille rallonge l'âge à la maternité. En outre, les naissances de 7ème rang ou plus sont plus exposées au décès que d'autres. Ainsi, l'amélioration du niveau d'instruction des jeunes filles facilite la rationalisation de la fécondité en fonction des ressources disponibles.

Par ailleurs, s'agissant de l'influence de l'ethnie sur l'exposition des enfants au décès, l'action à mener est la mise en place des programmes de sensibilisation médiatique qui ciblent les femmes en âge de procréer pour leur faire comprendre l'importance des comportements culturels sur les chances de survie des enfants en décrivant les avantages et les risques. Enfin, s'agissant de l'action à mener sur le sexe, les mères sont à informer que les garçons sont plus exposés aux décès que les filles afin qu'elles améliorent leur prise en charge.

Graphique 5.3 : hiérarchisation et mécanisme d'action des facteurs individuels

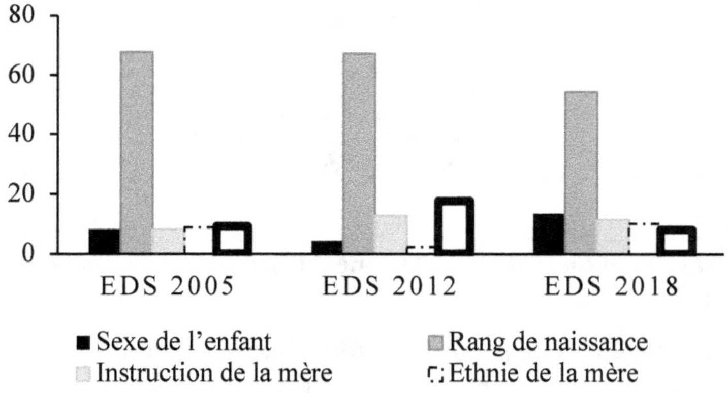

Hiérarchisation et mécanisme d'action des facteurs liés au ménage uniquement

Sur la base des tests de significativité des *odds-ratios*, les variables sur lesquelles les actions politiques devraient se mener concernent le niveau de vie du ménage et le milieu de résidence. Ainsi, selon l'analyse de la contribution des différents facteurs liés au ménage à travers la comparaison du *Khi2 final du modèle ménage* au *Khi2 sans le facteur concerné*, on doit se pencher à améliorer les conditions de vie des ménages (Graphique 5.4). S'agissant du milieu de résidence, une attention particulière est à porter sur le milieu rural en matière de planification des programmes de santé maternelle et infantile. Parlant de l'absence de discrimination sur les modalités des autres facteurs, il est à noter que l'implication de ces variables améliore le modèle. Ces résultats nous renseignent que les programmes de santé maternelle et infantile mis en œuvre méritent d'être poursuivis, car ils ont produit des effets bénéfiques sur les groupes d'enfants à risque.

Graphique 5.4 : hiérarchisation et mécanisme d'action des facteurs liés au ménage

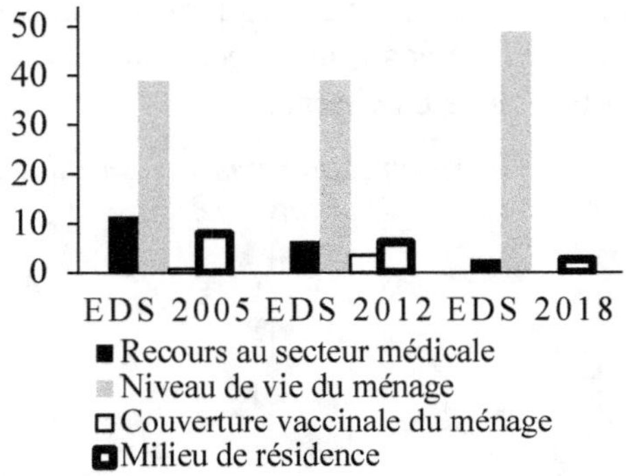

Hiérarchisation et mécanisme d'action des facteurs régionaux uniquement

Sur la base de la comparaison du *Khi2 final du modèle à facteurs régionaux* au *Khi2 sans le facteur régional concerné*, il ressort une instabilité dans le classement des variables (Graphique 5.5). S'agissant de l'EDS 2005, le principal facteur déterminant est la couverture vaccinale. Cependant, sur les données de l'EDS 2012, les facteurs prépondérants concernent le degré de fragmentation ethnique, le niveau de pauvreté et d'alphabétisation régionale. Quant à l'EDS 2018, l'ordre est le suivant : couverture vaccinale, alphabétisation et degré de fragmentation ethnique. En matière de mécanisme d'action, sur la base des données plus récentes, la poursuivre des programmes élargis de vaccination et des programmes d'alphabétisation des femmes est nécessaire, notamment des mères en âge de procréer. En définitive, la promotion du développement régional est capitale pour une baisse durable des risques de mortalité.

Graphique 5.5 : hiérarchisation et mécanisme d'action des facteurs régionaux

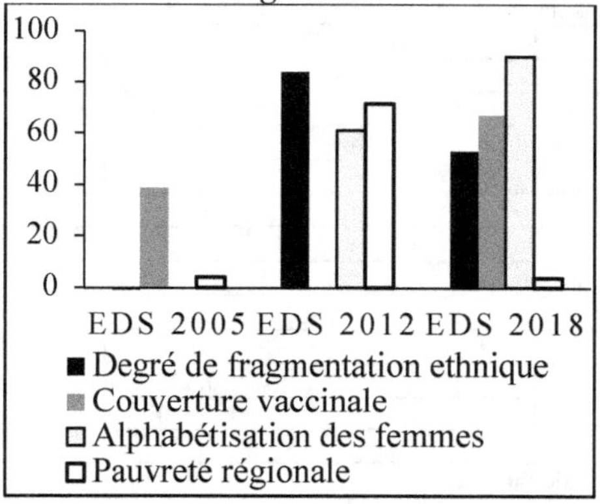

Tableau 5.4 : effets nets (odds ratios) des variables indépendantes avec les données de la base empilée

Odds ratios des variables indépendantes, base empilée					
Variables	M0	M1	M2	M3	M4
Constante	0,140***	0,345***	0,141***	0,128***	0,317***
Caractéristiques individuelles					
Année de l'enquête					
EDS 2005		Réf.			Réf.
EDS 2012		0,671***			0,682***
EDS 2018		0,481***			0,444***
Sexe de l'enfant					
Garçon		1,193***			1,194***
Fille		Réf.			Réf.
Rang de naissances					
1er rang		0,478***			0,500***
2-3ème rang		0,628***			0,644***
4-6ème rang		Réf.			Réf.
7ème ou +		2,355**			2,411**
Niveau d'instruction de la mère					
Sans niveau		Réf.			Réf.
Primaire		1,010 ns			1,080 ns
Secondaire		0,613***			0,703***
Supérieur		0,318***			0,379**
Ethnie de la mère					
Soussou		0,781***			0,827**
Peulh		0,808***			0,816**
Malinké		0,911 ns			0,948 ns
Forestier		Réf.			Réf.
Age de la mère à l'accouchement					
15—24 ans		1,361***			1,349***
25—34 ans		Réf.			Réf.
35—49 ans		1,145***			1,144***

Odds ratios des variables indépendantes, base empilée					
Variables	M0	M1	M2	M3	M4
Exposition aux médias					
Non		0,935*			0,874***
Exposée		Réf.			Réf.
Caractéristiques contextuelles du ménage					
Recours au secteur médical					
Faible			0,981 ns		0,971 ns
Moyen			0,952 ns		0,936 ns
Elevé			Réf.		Réf.
Niveau de vie du ménage					
Très pauvre			Réf.		Réf.
Pauvre			0,864***		0,880**
Moins pauvre			0,821***		0,844***
Riche			0,750***		0,693***
Très riche			0,723***		0,702***
Couverture vaccinale familiale					
Faible			0,956 ns		0,947 ns
Moyenne			1,001 ns		0,966 ns
Elevée			Réf.		Réf.
Milieu de résidence					
Urbain			Réf.		Réf.
Rural			1,332***		1,149*
Caractéristiques contextuelles régionales					
Degré de fragmentation ethnique					
Homogénéité				1,076 ns	1,282***
Hétérogénéité				Réf.	Réf.
Couverture vaccinale régionale					
Faible				Réf.	Réf.
Moyenne				1,103 ns	1,244***
Elevée				1,128 ns	1,144*
Alphabétisation régionale des femmes					
Faible				Réf.	Réf.
Moyenne				0,870 ns	1,126 ns
Elevée				0,724***	0,780***
Pauvreté régionale					
Faible				Réf.	Réf.
Moyenne				1,353***	1,050 ns
Elevée				1,056 ns	0,940 ns
Partie aléatoire					
var (cons [région])	1,088*	1,061*	1,030 ns	1,052 ns	1,017 ns
var (cons [région>ménage])	1,155***	1,099***	1,150***	1,162***	1,094***
Wald chi2		506,1***	83,53***	41,60***	612,6***
AIC	21640,8	21028,1	21540,5	21561,1	20916,1
BIC	21665,3	21183,6	21638,8	21643,0	21202,6

Exponentiated coefficients

ns non significatif, * significatif au seuil de 10 %, ** significatif au seuil de 5 %, *** significatif au seuil de 1 %

Tableau 5.5 : effets nets (odds ratios) des variables indépendantes avec les données de l'EDS 2005

Odds ratios des variables indépendantes, EDS 2005					
Variables	M0	M1	M2	M3	M4
Constante	0,221***	0,362***	0,232***	0,119***	0,350**
Caractéristiques individuelles					
Sexe de l'enfant					
Garçon		1,179***			1,182***
Fille		Réf.			Réf.
Rang de naissances					
1er rang		0,479***			0,494***
2-3ème rang		0,634***			0,643***
4-6ème rang		Réf.			Réf.
7ème ou +		1,788 ns			1,741 ns
Niveau d'instruction de la mère					
Sans niveau		Réf.			Réf.
Primaire		1,005 ns			1,057 ns
Secondaire		0,570***			0,665**
Supérieur		NA			NA
Ethnie de la mère					
Soussou		0,775*			0,773*
Peulh		0,719***			0,698***
Malinké		0,890 ns			0,933 ns
Forestier		Réf.			Réf.
Age de la mère à l'accouchement					
15—24 ans		1,395***			1,409***
25—34 ans		Réf.			Réf.
35—49 ans		1,078 ns			1,069 ns
Exposition aux médias					
Non exposée		1,036 ns			0,968 ns
Exposée		Réf.			Réf.
Caractéristiques contextuelles du ménage					
Recours au secteur médical					
Faible			1,096 ns		1,104 ns
Moyen			0,936 ns		0,927 ns
Elevé			Réf.		Réf.
Niveau de vie du ménage					
Très pauvre			Réf.		Réf.
Pauvre			0,844**		0,836**
Moins pauvre			0,913 ns		0,879 ns
Riche			0,735***		0,716***
Très riche			0,656**		0,744 ns
Couverture vaccinale familiale					
Faible			0,986 ns		0,989 ns
Moyenne			0,959 ns		0,952 ns
Elevée			Réf.		Réf.
Milieu de résidence					
Urbain			Réf.		Réf.
Rural			1,226*		1,136 ns
Caractéristiques contextuelles régionales					
Degré de fragmentation ethnique					
Homogénéité				2,308***	1,165 ns
Hétérogénéité				Réf.	Réf.
Couverture vaccinale régionale					

Odds ratios des variables indépendantes, EDS 2005					
Variables	M0	M1	M2	M3	M4
Faible				Réf.	Réf.
Moyenne				2,295***	1,489 ns
Elevée				1,078 ns	1,026 ns
Alphabétisation régionale des femmes					
Faible				Réf.	Réf.
Moyenne				1,016 ns	1,017 ns
Elevée				0,794**	0,721***
Pauvreté régionale					
Faible				Réf.	Réf.
Moyenne				NA	NA
Elevée				0,808 ns	1,043 ns
Partie aléatoire					
var (cons [région])	1,094*	1,045 ns	1,033 ns	1 ns	1 ns
var (cons [région>ménage])	1,045**	1,044**	1,036*	1,045**	1,031*
Wald chi2		105,2***	38,46***	64,54***	191,4***
AIC	8571,8	8369,4	8551,3	8505,6	8349,9
BIC	8593,0	8475,4	8636,3	8562,2	8554,8

Exponentiated coefficients

ns non significatif, * significatif au seuil de 10 %, ** significatif au seuil de 5 %, *** significatif au seuil de 1 %

Tableau 5.6 : effets nets (odds ratios) des variables indépendantes avec les données de l'EDS 2012

Odds ratios des variables indépendantes, EDS 2012					
Variables	M0	M1	M2	M3	M4
Constante	0,147***	0,203***	0,182***	0,094***	0,172***
Caractéristiques individuelles					
Sexe de l'enfant					
Garçon		1,125*			1,133*
Fille		Réf.			Réf.
Rang de naissances					
1er rang		0,509***			0,537***
2-3ème rang		0,633***			0,653***
4-6ème rang		Réf.			Réf.
7ème ou +		2,980 ns			3,225*
Niveau d'instruction de la mère					
Sans niveau		Réf.			Réf.
Primaire		0,925 ns			1,014 ns
Secondaire		0,546***			0,634**
Supérieur		0,527 ns			0,622 ns
Ethnie de la mère					
Soussou		0,856 ns			0,857 ns
Peulh		0,932 ns			0,908 ns
Malinké		1,014 ns			0,970 ns
Forestier		Réf.			Réf.
Age de la mère à l'accouchement					
15—24 ans		1,441***			1,416***
25—34 ans		Réf.			Réf.

Odds ratios des variables indépendantes, EDS 2012					
Variables	M0	M1	M2	M3	M4
35—49 ans		1,219***			1,220***
Exposition aux médias					
Non exposée		0,947 ns			0,887 ns
Exposée		Réf.			Réf.
Caractéristiques contextuelles du ménage					
Recours au secteur médical					
Faible			0,861 ns		0,854 ns
Moyen			0,911 ns		0,901 ns
Elevé			Réf.		Réf.
Niveau de vie du ménage					
Très pauvre			Réf.		Réf.
Pauvre			0,847*		0,853*
Moins pauvre			0,848*		0,870 ns
Riche			0,716***		0,728***
Très riche			0,559***		0,627**
Couverture vaccinale familiale					
Faible			0,899 ns		0,886 ns
Moyenne			0,945 ns		0,944 ns
Elevée			Réf.		Réf.
Milieu de résidence					
Urbain			Réf.		Réf.
Rural			1,208 ns		1,369***
Caractéristiques contextuelles régionales					
Degré de fragmentation ethnique					
Homogénéité				1,501***	1.369**
Hétérogénéité				Réf.	Réf.
Couverture vaccinale régionale					
Faible				Réf.	Réf.
Moyenne				1,802***	1,443*
Elevée				1,875***	1,707**
Alphabétisation régionale des femmes					
Faible				Réf.	Réf.
Moyenne				0,679***	0,689**
Elevée				0,601***	0,786 ns
Pauvreté régionale					
Faible				Réf.	Réf.
Moyenne				1,838***	1,645***
Elevée				NA	NA
Partie aléatoire					
var (cons [région])	1,093*	1,053 ns	1,037 ns	1 ns	1 ns
var (cons [région>ménage])	1,112***	1,115***	1,110***	1,107***	1,097***
Wald chi2		74,30***	33,60***	55,35***	148,4***
AIC	6728,1	6669,3	6682,3	6721,4	6627,3
BIC	6749,2	6782,1	6766,9	6777,8	6838,5

Exponentiated coefficients

ns non significatif, * significatif au seuil de 10 %, ** significatif au seuil de 5 %, *** significatif au seuil de 1 %

Tableau 5.7 : effets nets (odds ratios) des variables indépendantes avec les données de l'EDS 2018

Odds ratios des variables indépendantes, EDS 2018					
Variables	M0	M1	M2	M3	M4
Constante	0,089***	0,164***	0,099***	0,054***	0,177***
Caractéristiques individuelles					
Sexe de l'enfant					
Garçon		1,285***			1,287***
Fille		Réf.			Réf.
Rang de naissances					
1er rang		0,449***			0,482***
2-3ème rang		0,624***			0,645***
4-6ème rang		Réf.			Réf.
7ème ou +		2,368 ^{ns}			2,339 ^{ns}
Niveau d'instruction de la mère					
Sans niveau		Réf.			Réf.
Primaire		1,049 ^{ns}			1,163 ^{ns}
Secondaire		0,671**			0,812 ^{ns}
Supérieur		0,292**			0,386*
Ethnie de la mère					
Soussou		0,611**			0,568***
Peulh		0,737*			0,687*
Malinké		0,767*			0,787 ^{ns}
Forestier		Réf.			Réf.
Age de la mère à l'accouchement					
15—24 ans		1,270*			1,240 ^{ns}
25—34 ans		Réf.			Réf.
35—49 ans		1,216**			1,222**
Exposition aux médias					
Non exposée		0,776***			0,714***
Exposée		Réf.			Réf.
Caractéristiques contextuelles du ménage					
Recours au secteur médical					
Faible			0,985 ^{ns}		0,983 ^{ns}
Moyen			0,900 ^{ns}		0,912 ^{ns}
Elevé			Réf.		Réf.
Niveau de vie du ménage					
Très pauvre			Réf.		Réf.
Pauvre			1,037 ^{ns}		1,029 ^{ns}
Moins pauvre			0,799**		0,807*
Riche			0,607***		0,602***
Très riche			0,624**		0,699 ^{ns}
Couverture vaccinale familiale					
Faible			1,006 ^{ns}		1,007 ^{ns}
Moyenne			0,996 ^{ns}		1,000 ^{ns}
Elevée			Réf.		Réf.
Milieu de résidence					
Urbain			Réf.		Réf.
Rural			1,174 ^{ns}		1,152 ^{ns}

Odds ratios des variables indépendantes, EDS 2018					
Variables	M0	M1	M2	M3	M4
Caractéristiques contextuelles régionales					
Degré de fragmentation ethnique					
Homogénéité				1,712***	1,128 ns
Hétérogénéité				Réf.	Réf.
Couverture vaccinale régionale					
Faible				Réf.	Réf.
Moyenne				2,159***	1,190 ns
Elevée				1,331 ns	1,041 ns
Alphabétisation régionale des femmes					
Faible				Réf.	Réf.
Moyenne				1,269*	1,365**
Elevée				0,477***	0,568***
Pauvreté régionale					
Faible				Réf.	Réf.
Moyenne				0,795 ns	0,869 ns
Elevée				0,922 ns	0,821 ns
Partie aléatoire					
var (cons [région])	1,140*	1,117 ns	1,056 ns	1 ns	1 ns
var (cons [région>ménage])	1,597***	1,567***	1,582***	1,583***	1,546***
Wald chi2		86,62***	38,65***	51,12***	163,2***
AIC	6012,1	5951,1	5990,0	5998,4	5925,2
BIC	6033,5	6072,6	6075,8	6062,7	6153,9

Exponentiated coefficients

ns non significatif, * significatif au seuil de 10 %, ** significatif au seuil de 5 %, *** significatif au seuil de 1 %

5.7. Discussion des résultats

Bien que les résultats relatifs à l'influence des facteurs explicatifs sur la récurrence des décès des enfants soient présentés, leurs compréhensions nécessitent des discussions fondées sur le contexte de l'étude et de la littérature. Sur la base des régressions pas-à-pas, ces discussions portent sur les facteurs individuels, sur les facteurs liés au ménage et sur les facteurs régionaux.

Discussion de l'influence des facteurs individuels

Les enfants sont plus exposés au décès lorsque leurs mères sont non instruites que si elles ont une instruction secondaire ou plus, sauf dans l'EDS 2018. Les mères d'un niveau d'instruction secondaire accordent de plus un intérêt particulier aux soins de santé et à la nutrition des enfants, surtout durant les 5 premières années de vie. Ainsi, l'acquisition des connaissances à travers l'instruction permet de rompre avec les croyances et les comportements culturels à risque qui exposent les enfants aux maladies et aux décès (Beninguisse, Eoundou, Nsoa Mbondo, & Tanang Tchouala, 2010). D'autres auteurs ont également trouvé que l'exposition des enfants aux décès se réduisait lorsque le niveau d'instruction de la mère s'améliorait au Bénin (Adechian, 2007), en Côte d'Ivoire (Esso, 2013) et en Guinée (INS, 2016).

Bien que dans les EDS 2005 et 2012, les risques de décès ne soient pas différents entre les mères non exposées et exposées aux médias, les enfants courent plus de risques de décéder chez les mères exposées que chez celles non exposées aux médias. Un tel résultat montre que l'impact des médias a évolué. L'exposition aux médias renverrait de plus en plus à la distraction (télénovelas) qu'à la recherche des informations utiles.

Les enfants les moins exposés aux décès sont issus des mères âgées de 25 à 34 ans. La forte exposition au décès chez les mères âgées de 35 à 49 ans s'expliquerait par la baisse du temps qu'accorderaient ces mères à chaque enfant en raison de leur nombre. Dans les EDS 2005 et 2012, la forte exposition des enfants issus des mères adolescentes s'expliquerait par leur manque d'expériences dans la gestion des enfants. Ces résultats vont dans le même sens de ceux trouvés par Adechian (2007) au Bénin, Irie (2002) en Côte d'Ivoire et Diallo et al. (2016) en Guinée. Selon d'autres auteurs, l'exposition des enfants aux décès est la plus élevée chez les mères âgées (Mosley & Chen, 1984; Antoine & Mbodji, 1991; Tabah & Sutter, 2018).

Exceptées les données de l'EDS 2012, l'exposition des enfants au décès est de plus en plus élevée chez les mères forestières et malinkés que chez les mères soussous et peulhs. Les mères forestières sont localisées majoritairement dans la zone forestière de la Guinée. Bien que les comportements culturels associés à l'ethnie aient des influences sur les pratiques alimentaires et sanitaires, la prolifération des microorganismes infectieux dans cette zone forestière serait également responsable de la morbidité et de la récurrence des décès des enfants. L'influence de l'ethnie de la mère sur l'exposition des enfants aux décès est prouvée sur les données du Burkina Faso (Bassinga, 2017).

Les résultats de cette étude montrent que les garçons sont plus exposés aux décès que les filles durant les 5 premières années de vie. Ainsi, les garçons adopteraient plus de comportements à risque que les filles ou qu'une attention particulière serait plus portée sur les filles que sur les garçons. Allant dans le même sens des résultats de cette étude, l'existence d'une surmortalité masculine était observée dans l'enquête MICS-Guinée (2016) et ressortie dans les données hospitalières de la région de Kindia (Diallo, et al., 2016). D'autres auteurs ont également mis en évidence l'influence du sexe de l'enfant dans la transmission des maladies, souvent responsables de leurs décès (Tabutin, Gourbin, & Beninguisse, 2001; Djourdebbe, Dos Santos, Legrand, & Soura, 2015; Younoussi, 2017). Pourtant, dans les travaux de Esso (2013) en Côte d'Ivoire, aucune influence significative du sexe sur l'exposition au décès n'est trouvée.

Enfin, le risque de décès est de plus en plus élevé dans les rangs de naissance élevés. Ce résultat est conforme à ceux de l'enquête MICS de 2016 réalisée par l'INS de la Guinée. Le temps que consacre une mère pour contrôler chacun de ses enfants diminue au fur et à mesure que leur nombre augmente. Ceci expliquerait la surmortalité dans les rangs de naissance élevés.

Discussion de l'influence des facteurs liés au ménage

Les résultats de cette étude montrent que l'exposition des enfants aux décès est plus élevée dans les ménages ruraux que dans les ménages urbains. Celle-ci est conforme aux résultats de l'enquête MICS réalisée par l'INS en 2016. Mais, pour chacune de ces trois EDS, le niveau de vie du ménage joue le rôle d'intermédiation de l'influence du milieu de résidence sur l'exposition des enfants aux décès. Cependant, dans les données empilées, la variable temporelle médiatise l'influence du milieu de résidence des ménages sur l'exposition des enfants aux décès. Cette surmortalité des enfants dans les ménages ruraux était observée en Sierra Leone et en Zambie (Boco, 2011). Pourtant, aucune relation significative n'existait entre le milieu de résidence et la récurrence des décès d'enfants en Côte d'Ivoire (Esso, 2013).

Les résultats montrent que les enfants issus des ménages pauvres sont les plus exposés au décès. Les ménages très pauvres se caractérisent par une prévalence élevée de la malnutrition des enfants. Les lieux d'aisances seraient inappropriés et les accès à l'eau potable seraient limités dans ces ménages. Ensuite, les différences de risques de décès d'enfants entre les ménages des recours différents aux soins de santé et des niveaux différents de vaccination n'étaient pas significatives. Pourtant, la couverture vaccinale baisse les expositions aux risques de décès dans de nombreux pays de l'Afrique subsaharienne (Boco, 2011). Les résultats relatifs à la non-significativité de l'influence de la vaccination des enfants dans les ménages s'expliqueraient par la dynamique des attitudes relatives à la vaccination des enfants. Les écarts de couverture vaccinale des ménages pourraient être aussi faibles de telle sorte qu'on n'y retrouve pas un effet sur le décès des enfants. Ces hypothèses seraient plausibles, car le programme élargi de vaccination (PEV) de l'OMS lancé en 1974 auquel la Guinée a adhéré en 1988 facilite l'accessibilité des vaccins à tous les enfants de moins de 5 ans dans les ménages.

Le volet sensibilisation de ces programmes élargis de vaccination (PEV) aurait agi sur les pesanteurs socioculturelles défavorables à la vaccination des enfants dans les ménages. La non-significativité de l'influence du recours aux soins de santé des enfants résulterait de la mise en place des politiques d'amélioration de l'accès à tous les services de santé de base et surtout pour les personnes les plus vulnérables. Les programmes de santé maternelle et infantile auraient également réduit les inégalités d'accès et de recours aux soins de santé.

Discussion de l'influence des facteurs régionaux

Les résultats de cette étude montrent que l'influence du degré d'hétérogénéité ethnique se médiatise par le développement régional. Ensuite, l'influence des pesanteurs socioculturelles sur la récurrence des décès des enfants varie en fonction du niveau de développement des régions. Une part des influences du degré de fragmentation ethnique passe par le milieu de résidence. De même, le développement régional et le milieu de résidence déterminent l'influence du degré d'hétérogénéité ethnique sur la survenue des décès des enfants.

La prise en compte de l'effet temporel ressort de ces résultats une influence directe du degré d'hétérogénéité ethnique sur la survenue du décès des enfants. Cela montre que l'évolution temporelle a influencé cette relation. Par ailleurs, l'influence du degré d'hétérogénéité ethnique des communautés sur les risques de décès des enfants est ressortie dans certains pays de l'Afrique de l'Ouest (Mali, Niger, Nigéria, Sénégal), du Centre (Tchad) et de l'Est (Zambie) (Boco, 2011).

L'influence de la couverture vaccinale régionale sur la survenue du décès des enfants est fonction des caractéristiques individuelles et celles du ménage, sauf dans l'EDS 2012 où cette relation est directe. La prise en compte du facteur temporel médiatise l'influence de la couverture vaccinale sur l'exposition des enfants aux décès. Ces résultats montrent que c'est la récurrence des décès d'enfants dans les régions qui motiverait les recours aux vaccins. Dans cette situation, le milieu de résidence, le niveau de vie du ménage, l'ethnie de la mère, le sexe de l'enfant et le rang de naissances jouent le rôle d'intermédiation dans la relation entre le niveau de la couverture vaccinale et la récurrence des décès des enfants.

La relation entre la pauvreté régionale et l'exposition aux décès est instable. Elle se médiatise par le niveau de vie du ménage, mais l'âge et l'ethnie de la mère, le sexe et le rang de naissance jouent le rôle de variables intermédiaires dans l'EDS 2005. La relation est directe dans l'EDS 2012. Elle n'est plus significative dans l'EDS 2018. La prise en compte du facteur temporel ressort une relation insignifiante entre le niveau de pauvreté régional et les décès. Des études révèlent que la situation socioéconomique détermine la vulnérabilité aux maladies et à l'exposition aux décès des couches défavorisées (Irie, 2002; Maiga & Bocquier, 2016). Les risques de décès des enfants varient d'un lieu à un autre (ou d'une époque à une autre) en fonction des conditions socioéconomiques (Akoto, 1994; Tabutin & Gourbin, 1997; Barbieri & Catteau, 2003; Beninguisse, Eoundou, Nsoa Mbondo, & Tanang Tchouala, 2010; Diourdebbe, 2015).

Conclusion et recommandations

L'objectif de cette étude est de contribuer à l'amélioration des connaissances de l'influence contributive des facteurs individuels et contextuels dans la variation du risque de décès des enfants de moins de 5 ans en Guinée. Les régressions logistiques multiniveaux sont réalisées sur les données des enquêtes démographiques et de santé de 2005, 2012, 2018 et sur les données empilées. Divers résultats ont permis d'améliorer les connaissances sur l'exposition des enfants aux décès.

Dans cette étude, une part des variations de l'exposition des enfants aux décès est attribuable aux facteurs régionaux. En effet, l'hétérogénéité ethnique d'une région baisse les expositions au décès au fil du temps. Les enfants courent plus de risque de décéder dans les régions ethniquement homogènes qu'ailleurs. Exceptées les données de l'EDS 2012, le niveau de pauvreté régionale n'est pas discriminant. L'exposition des enfants aux décès diminue lorsque le niveau d'alphabétisation régionale des mères s'améliore.

Les facteurs familiaux influent significativement sur les tendances de la récurrence des décès. En effet, l'amélioration du niveau de vie du ménage baisse les expositions des enfants aux décès. Les différences d'exposition des enfants aux décès entre les ménages de couverture vaccinale différente et de recours médical différent ne sont pas significatives au seuil de 5 %. S'agissant du milieu de résidence, les enfants sont plus exposés aux décès en milieu rural qu'en milieu urbain, mais cette influence passe par le niveau de vie du ménage.

En ce qui concerne les facteurs individuels, dans les EDS 2005 et de 2012, l'exposition de la mère aux médias a une influence non significative sur le décès des enfants, mais dans celle de 2018, ce sont les enfants des mères non exposées aux médias qui courent moins de risque. Les enfants deviennent de moins en moins exposés aux décès au fur et à mesure que le niveau d'instruction des mères s'améliore, mais à partir du niveau secondaire. L'exposition des enfants aux décès est plus faible chez les mères du groupe d'âge 25-34 ans qu'aux autres groupes d'âge. Les garçons sont plus exposés aux décès que les filles.

En matière de hiérarchisation, les facteurs individuels ont plus d'effets que les facteurs régionaux et ces derniers ont plus d'effets que les facteurs liés au ménage. Indépendamment des facteurs individuels et contextuels, les tendances des expositions des enfants aux décès sont à la baisse. S'agissant des sources des changements des risques de décès à l'échelle nationale, les effets de performance sont plus prépondérants que les effets de composition. Les effets de performance comportent la performance de base, l'effet lié à la variation des caractéristiques des régions, l'effet lié à la variation de l'effet des caractéristiques des régions et une performance résiduelle inexpliquée. Ce sont les politiques publiques qui ont le plus baissé les risques de décès des enfants.

Les profils des enfants n'ont pratiquement pas changé d'une période à une autre. Ainsi, les enfants les plus exposés au risque de décéder sont dans les ménages pauvres et dans les régions à degré de fragmentation ethnique homogène. Ils sont souvent dans les régions de pauvreté élevée et d'alphabétisation faible ou moyenne avec une couverture vaccinale régionale faible. Ces enfants se trouvent en milieu rural.

En définitive, cette étude ne prétendait pas résoudre, à elle seule, tous les problèmes liés à l'évolution de l'exposition des enfants aux décès. A cela s'ajoutent les limites suivantes :

- L'absence d'une analyse biographique multiniveau ;
- L'absence de variable sur la durée d'allaitement et la composition organique des aliments (calories, protéines, micronutriments, vitamines et minéraux) ;
- L'absence de variables sur la contamination de l'environnement ;
- La variable pauvreté régionale n'est qu'un proxy ;
- La variable couverture vaccinale régionale est un proxy résultant de l'agrégation du nombre d'enfants complètement vaccinés ;
- La variable alphabétisation régionale est également une variable proxy ;
- La couverture vaccinale d'un ménage est un proxy du comportement vaccinal ;

- Le recours au secteur médical est une variable proxy construite par agrégation du nombre d'enfants dont les recours pour les soins ou les traitements sont cherchés durant les deux dernières semaines avant l'enquête dans un établissement de santé.

Les disparités de mortalité selon le niveau d'instruction de la mère nécessiteraient la poursuite de la promotion de la scolarisation des filles en tenant compte des normes socioculturelles de chaque région. Ces mesures pourraient être intensifiées dans les régions de Kankan, de Boké et de Faranah.

Compte tenu des effets de l'alphabétisation régionale des mères, la promouvoir l'alphabétisation des mères suivant une stratégie régionale est nécessaire. L'intensification des actions de promotion pourrait être de plus orientée dans les régions de Faranah, de Kankan et de Mamou.

Compte tenu des effets observés de la couverture vaccinale régionale, on gagnerait à poursuivre l'application des stratégies de développement sanitaire déjà mises en place.

L'analyse de l'influence du niveau de vie du ménage sur l'exposition des enfants aux décès nécessiterait une amélioration des stratégies de réduction de la pauvreté. Cela pourrait être intensifié surtout dans les régions de Faranah et de Labé.

L'influence du degré de fragmentation ethnique sur l'exposition des enfants aux décès devrait attirer l'attention sur l'importance de promouvoir le mariage interculturel. Ce dernier favoriserait la mobilité des personnes dans les différentes régions. Ainsi, cette promotion devrait être accentuée beaucoup plus dans les régions de Kankan, de Kindia, de Labé, de Mamou et de Nzérékoré.

L'analyse explicative dans cette étude était axée sur l'influence des facteurs individuels et contextuels sur l'évolution de la mortalité des enfants sans toutefois rechercher les facteurs explicatifs propres à la mortalité néonatale, postnéonatale et juvénile. L'analyse sur ces différentes composantes dans une approche de régression biographique multiniveau à pente aléatoire pourrait apporter un surplus de connaissances sur les facteurs d'exposition des enfants aux décès.

References bibliographies

Articles

Aaby, p., bukh, j., leerhoy, j., lisse, i. M., mordhorst, c. H., & pedersen, i. R. (1986). «Vaccinated Children Get Milder Measles Infection: A community Study from Guinea-Bissau». *The Journal of Infectious Diseases, Vol. 154*(5), 858–863. doi:10.1093/infdis/154.5.858

Akoto, E. (1990). Christianisme et inégalités en matière de mortalité des enfants en Afrique noire. *Population, Vol. 45* (6), 969-992. doi : 10.2307/1533561

ALESINA, A., DEVLEESCHUWER, A., EASTERLY, W., KURLAT, S., & WACZIARG, R. (2002, Decembre). 'Fractionalization'. *NBR Working Paper*(9411), 1–72. Récupéré sur http://www.nber.org/papers/w9411

ANTOINE, P., & MBODJI, F. G. (1991). La mortalité des enfants au Sénégal : une synthèse des données. *African Population Studies*(5), 18–35. Récupéré sur http://www.documentation.ird.fr/hor/fdi : 35261

BALK, D., PULLUM, T., STOREYGARD, A., GREENWELL, F., & NEUMAN, M. (2004). 'A spatial analysis of childhood mortality in West Africa'. *Population, space and place*, 175-2016. doi:10.1002/psp.328

BARBIERI, M., & CATTEAU, C. (2003). L'évolution de la mortalité infantile à la Réunion depuis cinquante ans. *Population, vol. 58*(2), 229–251. doi:10.3917/popu.302.0229

BARTLETT, S. (2003). 'Water, sanitation and urban children: the need to go beyond "improved" provision'. *JSTOR, Vol. 15*(2), 57–70.

BAYARD, C., & CHOUINARD, C. (2014). La promotion de l'allaitement au Québec : regards critiques. *Les éditions du remue-ménage, Vol. 28* (1), 232-239.

BENINGUISSE, G., ELOUNDOU, P., NSOA MBONDO, P., & TANANG TCHOUALA, P. (2010). Les tendances de la mortalité des enfants selon le statut socioéconomique en Afrique subsaharienne : effe de composition ou de performance. *Chaire de Quetelet*, 1-21.

BENINGUISSE, G., NIKIEMA, B., FOURNIER, P., & HADDADA, S. (2005). L'accessibilité culturelle : une exigence de la qualité des services et soins obstétricaux en Afrique. *African Population Studies, Vol. 19.*

BRISCOE, J., AKIN, J., & GUILKEY, D. (1990). 'People are not passive acceptors of threats to health: endogeneity and its consequences'. *Epidemiol, 19* (1), 147-153. doi:10.1093/ije/19.1.147

BROCKERHOFF, M., & DE ROSE, L. F. (1994). « Parental education and chiid survival: can DHS tell us anything new ? ». *Health Transition Review, Vol. 4*(2), 192–196.

BRUCE, O., & BOCCANFUSO, D. (2010). Comprendre l'évolution de la santé des enfants de moins de 5 ans en Guinée. *Groupe de Recherche en Economie et Développement International*, 1-27.

CHAPMAN, S. J., & HILL, A. V. (2012). 'Human genetic susceptibility to infectious disease'. *Nature Reviews Genetics, Vol. 13*(3), 175–188.

DIAGANA, M. S., & KANE, H. (2016). Alimentation des nourrissons à Nouakchott : entre recommandations médicales et instructions des grand-mères. *Santé Publique, Vol. 28* (2), 235-243. doi : 10.3917/spub.162.0235

DIALLO, F. B., BALDE, I. S., DIALLO, A., BALDE, O., CONTE, I., BEAVOGUI, A., & DIALLO, B. (2016). Mortinatalité : aspects sociodémographiques à l'hôpital régional de Kindia en Guinée. *Révue Médecine Périnatale, Vol. 8* (8), 103-107. doi:10.1007/s12611-016-0355-y

DJOURDEBBE, F. B. (2019). Santé environnemental dans les villes en Afrique subsaharienne : problèmes conceptuels et méthodologiques. *« European Scientific Journal », Vol. 15* (9), 192-213. doi:10.19044/esj.2019.v15n9p192

DJOURDEBBE, F. B., DOS SANTOS, S., LEGRAND, T., & SOURA, A. B. (2015). Influence des facteurs environnementaux et démographiques dans la coocurrence de la diarrhé et de la fièvre chez les enfants dans cinq quartiers périphériques de Ouagadougou (Burkina Faso). *Cahiers québécois de démographie, Vol. 44* (1), 35-64. doi : 10.7202/1032148ar

DOUBA, A., AKA, L. B., YAO, G. H., ZENGBE, P., AKANI, B. C., & KONAN, N. (2015). Facteurs sociodémographiques associés à la vaccination incomplète des enfants de 12 à 59 mois dans six pays d'Afrique de l'Ouest. *Santé Publique, Vol. 27* (5), 723-732. doi:10.3917/spub.154.0575

ELOUDOU, P. M., GIROUX, S. C., & TENIKUE, M. (2017). Comprendre le chagement social : Apport des méthodes de décomposition et application à l'étude du dividende démographique. *« International Union for the Scientific Study of Population ».*

ESSO, L. J. (2013). Les déterminants de la mortalité des enfants de moins cinq ans en Cote D'Ivoire. *European Scientific Journal, Vol. 9*(2), 575–584.

FEARON, J. D. (2003, Juin). « Ethnic and cultural diversity by country ». *« Journal of economic grow », 8* (2), 195-222. Récupéré sur http://www.jstor.org/stable/40215943?origin=JSTOR-pdf

GARENNE, M. (2018). Tendance de l'état nutritionnel des jeunes enfants dans les pays francophones du Sahel : 1990-2015. *FERDI Document de travail* (245), 1-31.

GARENNE, M., & VIMARD, P. (1984). Un cadre pour l'analyse des facteurs de la mortalité des enfants. *Cahiers-ORSTOM série Sciences humaines, Vol. 20* (2), 305-310.

HILL, K. (2003). « Frameworks for studying the determinants of child survival ». *Bulletin of the World Health Organization, Vol. 81*(2), 138–139.

IRIE, M. B. (2002). Instruction des parents et mortalité infantile en Côte d'Ivoire. *Association Internationale des Démographes de Langue Française*, 748-760.

KOBIANE, J.-F. (2004). Habitat et biens d'équipement comme indicateurs de niveau de vie des ménages : Bilan méthodologique et application à l'analyse de la relation pauvreté-scolarisation. *African population studies, Vol. 19*, 265–283.

MAIGA, A., & BOCQUIER, P. (2016). Dynamiques urbaines et santé des enfants en Afrique subsaharienne : Perspectives théorique. *African Population Studies, Vol. 30*(1), 2213-26. doi:10.11564/30-1-802

MASQUELIER, B., & SOURA, A. B. (2016). Santé et mortalité en Afrique subsaharienne francophone : introduction à l'édition spéciale. *« African Population Studies », Vol. 30* (2114-2121). doi:10.11564/30-1-793

MASUY-STROOBANT, G. (2002). Inégalités sociales et santé : le cas des enfants nés hors mariage. *Reflets et perspectives de la vie économique, Tome XLI* (3), 51-59. doi:10.3917/rpve.413.0051

MESSI, E., & YAYE, W. (2017). Contraintes à l'accès aux soins de santé maternelle dans la ville de Maroua. »*The International Journal Of Engineering And Science (IJES), Vol. 6*(1), 13–21. doi:10.9790/1813-0601031321

MOSELEY, H., & CHEN, L. (1984). 'An analytical framework for the study of child survival in developing contries'. *Population and develpment Review, Vol. 81*(2), 25–45.

PRADELLES DE LATOUR, C.-H. (1990). Ethnopsychanalyse en pays bamiléké. *Antropologie et Sociétés, Vol. 17* (1-2), 265-268. doi : 10.7202/015262ar

RAUTU, I., DOS SANTOS, S., & SCHOUMAKER, B. (2016). Facteurs de risque pour les maladies diarrhéiques chez les enfants à Dakar : une analyse multiniveau avec variables latentes. *« African Population Studies », Vol. 30* (1), 2203-2212. doi:10.11564/30-1-801

RUTSTEIN, S. O. (2008). « The DHS Wealth Index : Approaches for Rural and Urban Areas ». *DHS Working Papers*(60), 1–22.

SCHAAF, H. S., & MARAIS, B. (2010). « Management of multidrug-resistant tuberculosis in children: a survival guide for paediatricians ». *US National library of medicine (National institutes of health), Vol. 12*(1), 31–38. doi:10.1016/j.prrv.2010.09.010

TABAH, L., & SUTTER, J. (2018). Influence respective de l'âge maternel et du rang de naissance sur la mortinatalité. La notion de létalité. *Population, Vol. 3* (1), 63-92.

TABUTIN, D., GOURBIN, C., & BENINGUISSE, G. (2001). Surmortalité et santé des petites filles en Afrique. Tendances des années 1970 aux années 1990. *Colleque international Genre, population et développement en Afrique*, 1-37.

VALLIN, J. (1985). La mortalité dans les pays en développement. *Espace Populations Société*(3), 515-540. doi : 10.3406/espos.1985.1063

WOLDEMICAEL, G. (2000). 'The effects of water supply and sanitation on childhood mortality in Urban Eritrea'. *Journal of Biosocial Science, Vol. 32*(2), 207–227. doi:10.1017/S0021932000002078

YOUNOUSSI, Z. (2017). Evolution des mortalités devant la mort (1992-2012) selon les caractéristiques de l'enfant : cas des enfants de moins de 5 ans au Niger. *African population studies, Vol. 31*(2), 3787–3798. doi:doi.org/10.11564/31-2-1048

Chapitres d'ouvrages

AKOTO, E. (1994). Evolution des determinants de la mortalité en Afrique. Dans N. KOFFI, A. GUILLAUME, P. VIMARD, & B. ZANOU, *Maitrise de la croissance démographique et développement en Afrique* (pp. 49-62). Paris : ORSTOM.

CHEVALIER, P., CORDIER, S. C., DAB, W., GUERIN, M., GOSSELIN, P., & QUENEL, P. (2003). Santé environnementale. Dans M. GUERIN, P. GOSSELIN, S. CORDIER, C. VIAU, P. QUENEL, & E. DEWAILLY, *Environnement et santé publique-Fondements et pratiques* (pp. 59-86). Paris : Acton Vale.

TABUTIN, D., & GOURBIN, C. (1997). Mortalité des enfants en Afrique du Nord dépuis les années soixante : une synthèse comparative. Dans D. TABUTIN, & C. GOURBIN, *Conception, naissance et petite enfance au Maghreb* (Vol. Vol. 72, pp. 9-29). Institut de recherches et d'études sur les mondes arabes et musulmans. doi:10.4000/books.iremam.2875

Ouvrages

BARBIERI, M. (1991). *Les déterminants de la mortalité des enfants dans le tiers-mond.* Paris : Les dossiers du CEPED.

BRINGE, A., & GOLAZ, V. (2017). *Manuel pratique d'analyse multiniveau.* Paris, France : Institut national d'étude démographique. Récupéré sur http://www.ined.fr

BURLET, B., LE NEURES, K., & SIEBERT, C. (2010). *Santé publique, Economie de la santé.* Paris : Elsevier Masson.

DIALLO , A. G. (2010). *Géographie de la Guinée.* Paris : Harmattan.

LEBART, L., MORINEAU, A., & PIRON, M. (1995). *Statistique exploratoire multidimentionnelle.* Paris, France : DUNOD.

Mémoires et thèses

AUDUREAU, E. (2012). *Etude des déterminants géographiques et spatiaux de la qualité de vie liée à la santé en France.* Paris : Université Paris V Ecole doctorale ED 420.

BASSINGA, H. (2017). *Pratiques de soins infantiles et survie des enfants de moins de cinq ans au Burkina Faso en 2003 et en 2010.* Yaoundé : IFORD (Institut de Formation et de Recherche Démographiques).

BOCO, A. G. (2011). *Déterminants individuels et contextuels de la mortalité des enfants de moins de cinq ans en Afrique du sud du Sahara. Analyse comparative des enquêtes démographiques et de santé.* Montréal : Université de Montréal.

DIOURDEBBE, F. B. (2015). *Facteurs environnementaux immédiats et santé des enfants dans les zones de l'Observatoire de population de Ouagadougou (Burkina Faso).* Université Montréal, Démographie. Montréal : Département de démographie.

SUSANNE, C. (2005). *L'influence de la nutrition sur les populations actuelles, en particulier dans le cas de l'évolution séculaire.* Bruxelles : Université Libre de Bruxelles.

YOUNOUSSI, Z. (1997). *Les déterminants sociodémographiques et contextuels de la mortalité des enfants au Niger.* Canada : Université de Montréal.

Documents de travail et rapports

BRISCOE, J., FEACHEM, R. G., & RAHMAN, M. (1987). *Approvisionnement en eau, assainissement et hygiène.* Ottawa : Centre de recherches pour le développement international.

HUMANITARIAN COUNTRY TEAM. (2010). *Plan de contingence multirisque de la Guinée.* Conakry : Humanitarian Country Team.

INS. (1983). *Recensement général de la population et de l'habitat (RGPH1).* Conakry : Institut National de la Statistique.

INS. (1996). *Recensement général de la population et de l'habitat (RGPH2).* Conakry : Institut National de la Statistique.

INS. (1999). *Enquêtes démographiques et de santé.* Conakry : Institut national de la statistique.

INS. (2003). *Enquête intégrée de base pour l'évaluation de la pauvreté.* Conakry : Institut national de la statistique.

INS. (2005). *Enquête Démographique et de Santé.* Conakry : Institut National de la Statistique.

INS. (2012). *Enquête Démographique et de Santé (EDS-MICS).* Conakry : Institut National de la Statistique.

INS. (2012). *Pauvreté et inégalités en Guinée de 1994 à 2012, Analyse à partir d'enquete auprès des ménages (ELEP).* Conakry : Institut National de la Statistique.

INS. (2014). *Recensement général de la population et de l'habitat (RGPH3).* Institut National de la Statistique. Conakry : INS.

INS. (2016). *Enquête par grappes à indicateurs multiples (MICS).* Conakry : Institut National de la Statistique.

INS. (2018a). *Enquête Démographique et de Santé (EDS).* Conakry : Institut National de la Statistique.

INS. (2018 b). *Publication annuelle.* Conakry : Institut national de la statistique.

MSHP. (2012). *Feuille de route nationale pour accélérer la réduction de la mortalité maternelle, néonatale et infanto juvénile.* Conakry : Ministère de la Santé et de l'Hygiène Publique.

MSHP. (2015). *Plan national de développement sanitaire 2015-2024.* Conakry : Ministère de la santé et de l'hygiène publique.

MSP. (2000). *Plan stratégique de développement sanitaire 2000-2010.* Conakry : Sécretariat permanent du PNDS.

NGANAWARA, D. (2016). *Famille et scolarisation des enfants en age obligatoire scolaire au Cameroun : une analyse à partir du rencement de 2005.* Université Laval. Québec : Observatoire démographique et statistique de l'espace francophone.

OMS. (2009). *Les femmes et la saté : la réalité d'aujourd'hui, le programme de démain.* Genève : Organisation mondiale de la santé.

OMS. (2018). *Rapport biennal 2016-2017.* Conakry : Organisation mondiale de la santé.

ONU. (2015). *La stratégie mondiale pour la santé de la femme, de l'enfant et de l'adolescent (2016-2030).* New York : Nations unies.

ONU. (2019). *Rapport catastrophe de l'ONU sur l'environnement et les conséquences sur la santé.* Organisation des Nations Unies. Nairobi : Organisation des nations unies.

PAM. (2018, Decembre). *Analyse globale de la vulnérabilité, de la sécurité alimentaire et de la nutrition.* Conakry : Programme alimentaire mondial.

SP-SRP. (2007). *Document de stratégie de réduction de la pauvreté DSRP2 (2007-2010).* Conakry : MEFP.

SP-SRP. (2013). *Document de stratégie de réduction de la pauvreté DSRP III (2013-2015).* Conakry : MEF.

Supports de cours

BENINGUISSE, G. (2019, Juin). Support de cours Mortalité et élement d'épidémiologie. Yaoundé, Caméroun : IFORD.

KONE, H. (2019, Janvier). Support de Cours de Sondage. Yaoundé, Cameroun : IFORD.

NGANAWARA, D. (2019, Juillet). Support de cours d'Analyse multiniveau avec STATA. Yaoundé, Cameroun : IFORD.

NGANAWARA, D. (2019, Mai). Support de cours de Mobilité spaciale et migration. Yaoundé, Cameroun : IFORD.

Références web

BANQUE MONDIALE. (2019, Juillet 10). *« World Development Indicators ».* Consulté le février 2, 2020, sur « The World Bank » : https://databank.worldbank.org/home.aspx

DEMOPAEDIA. (2018, Octobre 22). *Dictionnaire démographique multilingue, seconde édition unifiée, volume français.*

Consulté le mars 3, 2020, sur Demopaedia : http://fr-ii.demopaedia.org

DURAND, C. (2005, juillet 13). *Analyse factorielle-Inscription et tests de classement*. Consulté le 03 30, 2020, sur Université Montréal : http://www.mapageweb.umontreal.ca/durandc/Enseignement/MethodesQuantitatives/FACTEUR9.pdf

HILL, K. (2014, 01 22). *Esimation directe de la mortalité des jeunes enfants à partir de l'histoire génésique*. (UNFPA, Éditeur) Consulté le 03 22, 2020, sur Tools for Demographic Estimation : http://demographicestimation.iussp.org/fr/print/book/export/html/147

Table des matières

Index alphabétique

G

H

M

N

P

Structures éditoriales du groupe L'Harmattan

L'Harmattan Italie
Via degli Artisti, 15
10124 Torino
harmattan.italia@gmail.com

L'Harmattan Hongrie
Kossuth l. u. 14-16.
1053 Budapest
harmattan@harmattan.hu

L'Harmattan Sénégal
10 VDN en face Mermoz
BP 45034 Dakar-Fann
senharmattan@gmail.com

L'Harmattan Cameroun
TSINGA/FECAFOOT
BP 11486 Yaoundé
inkoukam@gmail.com

L'Harmattan Burkina Faso
Achille Somé – tengnule@hotmail.fr

L'Harmattan Guinée
Almamya, rue KA 028 OKB Agency
BP 3470 Conakry
harmattanguinee@yahoo.fr

L'Harmattan RDC
185, avenue Nyangwe
Commune de Lingwala – Kinshasa
matangilamusadila@yahoo.fr

L'Harmattan Congo
219, avenue Nelson Mandela
BP 2874 Brazzaville
harmattan.congo@yahoo.fr

L'Harmattan Mali
ACI 2000 - Immeuble Mgr Jean Marie Cisse
Bureau 10
BP 145 Bamako-Mali
mali@harmattan.fr

L'Harmattan Togo
Djidjole – Lomé
Maison Amela
face EPP BATOME
ddamela@aol.com

L'Harmattan Côte d'Ivoire
Résidence Karl – Cité des Arts
Abidjan-Cocody
03 BP 1588 Abidjan
espace_harmattan.ci@hotmail.fr

Nos librairies en France

Librairie internationale
16, rue des Écoles
75005 Paris
librairie.internationale@harmattan.fr
01 40 46 79 11
www.librairieharmattan.com

Librairie des savoirs
21, rue des Écoles
75005 Paris
librairie.sh@harmattan.fr
01 46 34 13 71
www.librairieharmattansh.com

Librairie Le Lucernaire
53, rue Notre-Dame-des-Champs
75006 Paris
librairie@lucernaire.fr
01 42 22 67 13

www.ingramcontent.com/pod-product-compliance
Lightning Source LLC
LaVergne TN
LVHW021225061026
849535LV00008B/2918